炭水化物なのに太らない！

あなたの身体を美しく変える

「冷和ごはん」

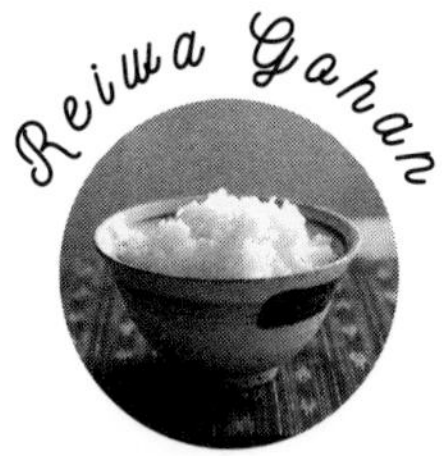

健康と美容の強い味方！
レジスタントスターチ
の秘密

三輪桃加
野菜ソムリエ上級プロ

水王舎

今こそ「冷和ごはん」です

近年、糖質制限ダイエットの情報などがテレビや雑誌で取り上げられることが多くなり、ごはんは「敵視」されるようになりました。

日本人は昔からごはんを主食としており、大好きな人も多いので、つらい思いをしている方も多いことでしょう。

ただでさえ食の欧米化でお米の消費が落ちているのに、糖質制限ダイエットの影響でさらにお米の消費が落ち、お米で生計を立てている方々にとっても、ごはんが敵視されるのはつらいことです。

しかしながら、ごはんは「敵視」されるような太る食べ物ではなく、日本人がダイエットするのには非常に適した食材なのです。

確かに炊き立ての白米を空腹時に食べることは、糖質制限の面ではタブー視されても仕方がないかもしれません。しかしそれだけでごはん全体をタブー視する必要があるのでしょうか。

保温の技術が発達していなかった頃、日本人は炊き立てごはんよりも冷たいごはん（冷やごはん）をよく食べていました。実はここにヒミツが隠されていたのです。炊き立てではなく、冷やごはんとして食べれば、魔法のように健康やダイエットに役立つ食材に早変わりします。

また、炊き立てごはんを少し冷ますだけでも、ダイエットフーズになるのです。そして食後血糖値の急上昇を抑え、「腸活」にも適しているのです。その辺りのことも詳しくご紹介していきます。

今、農林水産省をはじめ、国を挙げて、お米の消費を伸ばそうとPRが行われており、一部のデパ地下やコンビニで、おむすびなどの販売に力が入れられています。

本書は「ごはんが好きなのにガマンしている」、「ごはんは太ると思い込んでいた」という人には必読です。カラダが必要とする食べ物を抜いたり、特定のものばかりを食べる健康法やダイエットは、やがてカラダに負担をかけ、逆に病気を引き起こすことになりかねません。

糖質制限を厳格に守って、何日もごはんを食べていないという人も、ぜひ冷やごはんを食事に取り入れてください。冷やごはんなら血糖値の乱高下の心配も減っていくでしょう。

そしてパン食派の方は、そのパンを数日に一度でも、冷やごはんやおむすびに替えてみませんか？　きっと腹持ちがよくなり、ムダにお菓子を食べる機会も減っていくので、カラダが締まり、肌もキレイになっていくことでしょう。

「令和」の時代こそ日本人のDNAにピッタリでカラダが喜ぶ「冷やごはん」と和食でもっと健康になってほしいと思います。そこで今回「冷やごはん」の「冷《ひ》や」と「和食」の「和」で「冷和ごはん」と名付けました。元号が変わったこれを期に、日常に「冷和ごはん」を取り入れて、健康寿命を伸ばしましょう。

目次

第2章

第3章

第4章

「冷やごはん」なら太らない……77

第6章

第1章

なぜ現代人は温かいごはんを食べたがる?

冷たいごはんって残り物？

本書を手にしてくださった皆さんに、まずお聞きします。

「温かいごはんと冷たいごはん、どちらが好きですか？」


あなたが仕事を終えて疲れて帰ってきたとき、夕食に冷たいごはん（冷やごはん）が出てきたら、どう思われるでしょうか？

ほとんどの方は、きっとガッカリすることでしょう。

〝冷たいごはん〟と聞くと、余って冷蔵庫に入れられた「残り物」をイメージしてしまうのかもしれません。

でも、それがおむすびやお寿司だったら、冷たくても残り物というイメージはなく、ガッカリしないのではないでしょうか？

今でこそ、各家庭に電子レンジや保温機能付きの炊飯ジャーがあるのは当たり前の時代となりましたが、それらが普及したのは１９７０年代から80年代にかけて。ほんの40年ほど前までは、１日に一度、炊き立てのごはんが食べられればいいほうで、ほとんどの人が冷やごはんを食べていたのです。

おむすびやお寿司は、昔の日本人が冷やごはんを美味しく食べるために生み出した知恵の賜物。だから私たち日本人には、「冷やごはんが好き」というＤＮＡが刷り込まれているはずなのです。

じつは冷やごはんには、温かいごはんにはない「レジスタントスターチ」という成分が含まれています。ごはんを冷たい状態にするだけで、近年、糖質オフブームで悪者扱いされているごはんが、一転して野菜のように〝カラダにいい食べ物〟に昇格します。

レジスタントスターチは小腸では消化・吸収されずに、そのままダイレクトに大腸に届くため、野菜や雑穀、豆類などに含まれる食物繊維とほぼ同じような働きをすることがわかっています（食物繊維様《よう》といいます）。そのため、冷やごはんを日常に取り入れていると、少々野菜が不足しても、さほど心配はいりません。

現に、昔の日本人は今ほど野菜を食べることを意識していませんでしたが、冷やごはんをしっかりと食べていたので、便秘で苦しむ人も少なかったと考えられています。これは、冷やごはんに含まれるレジスタントスターチが野菜の食物繊維の代わりをしてくれていたから、と考えられます。

レジスタントスターチ研究の第一人者、海老原清博士の論文『食物繊維の栄養・生理機能に関する研究』、『レジスタントスターチの栄養・生理機能』にもその機能が記されています。

レジスタントスターチは、冷たいごはんを電子レンジで数分温めただけで消えてしまいます。でも、**再び冷めると、またレジスタントスターチは出現します。**冷蔵庫で保存していた冷たいごはんは、電子レンジで温めた後、数分間冷ますと、パサパサ感がなくなって、美味しくいただけるでしょう。

本書では皆さんに、炊き立てのごはんを冷ましてから食べること、おむすびや握り寿司、お弁当など、温かいごはんにはない冷たいごはんの魅力をお届けしていきます。また、温かいごはんを食べたいときのコツもお伝えします。レジスタントスターチについては、後ほど詳しく述べていきますが、本題に入る前に、現代の日本人がどうして「温かいごはん」を食べたがるのかをひも解いていきましょう。

お米文化の変遷を見てみよう

よく「DNA（遺伝子）」という言葉を聞きますが、日本人に昔から習慣づけられていたことは、ご先祖からの遺伝子を通して今に受け継がれています。お米を食べる習性も、日本人のDNAに刷り込まれているのでしょう。

ここで、日本の古代から現代に繋がる食文化とお米の変遷について簡単に見てみましょう。

昔の人が冷やごはんを食べていた習性や、現代人が温かいごはんを食べたがる習性もわかっていくでしょう。

◇縄文時代・弥生時代

日本人は縄文時代からお米を作り、土器でお米を煮て、お粥のようにして食べていました。本格的に栽培が始まったのは、弥生時代からだと考えられています。

当時は雑穀の一つとして知られる「古代米」(黒米、赤米、紫米など)が食べられていましたが、弥生時代には現在の玄米に近いものになっています。

風邪を引いたとき、「お粥が食べられるのが楽しみ!」と思う人が少なくないのも、この縄文時代からのＤＮＡかもしれませんね。

◇7世紀~平安時代

7世紀ごろから、お米を「蒸す」技術が現れ、奈良時代、平安時代の貴族たちは「強飯《こわいい》」という現在の〝おこわ〟の原型のような固いごはんを食べていました。

同時に、このころから農民はお米を年貢として納めていました。自分たちは満足にお米が食べられないため、節約目的で、ひえ、あわ、きび、大麦類などの雑穀を栽培するようになりました。そのおかげで、農民たちは貴族よりも栄養状態が良く、健康であったそうです。

たまに、お祝い事で赤飯や山菜おこわを食べたとき、優美な気分になるのは、貴族が食べていたという憧れの想いが残っているのかもしれません。

◇鎌倉時代

ようやくごはんを「炊く」技術が生まれます。昭和初期まで使われていた厚手の鉄の釜に、重たい木製のフタをし、それをかまどにセットするスタイルです。

炊きあがったごはんは、「強飯《こわいい》」に対して、女性や子どもでも食べやすいため「姫飯《ひめいい》」と呼ばれました。これが現代、私たちが食べているごはんの原型となります。

◇室町時代～戦国時代

平安時代に誕生した発酵食品が本格化し、ごはんのお供として、醤油や味噌の製造が確立していきました。野菜を塩や米糠《こめぬか》に漬けて保存する漬け物の文化も、この時期に定着していきます。

戦国時代には、遠征の多い武士たちの間で、炊いたごはんやおむすびを乾燥させた「干《ほ》し飯《いい》」が生まれます。遠征先で干し飯を水で戻して食べるという、現代のインスタント食品の原型になるものです。

◇江戸時代

江戸時代は「日本料理」と呼ばれる懐石（会席）料理が徐々に確立されていった時期ですが、江戸後期になってようやく一般庶民も白米を食べるようになりました。臼《うす》を使った精米機や、大量に精米できる水車の技術が普及したのです。

江戸時代後期の江戸の街では、朝にまとめてごはんが炊かれており、そのころに冷やごはんを美味しく食べる伝統レシピが残されました。握り寿司はそのひとつで、巻き寿司やいなり寿司もこの時期に登場しています。

◇明治時代～昭和初期

明治から大正にかけては、海外から洋食文化が舞い込み、ごはんを中心とした「オムライス」や「ライスカレー」など日本独自の洋食が考案されました。

そして大正時代後期には「お腹いっぱいお米が食べたい」という国民の夢が叶い、一人一日平均、お茶碗10膳前後ものごはんを食べていたと推測されています。それなのに、今より肥満や糖尿病になる人ははるかに少なかったようです。

昭和のはじめには東北地方で冷害が続き、米の収穫量が大幅に落ちましたが、都心部では輸入米も手に入ったので、戦争が激しくなる前の１９３９（昭和14）年ごろまでは、大正時代に引き続き、ごはんを中心とした豊かな食生活が続きました。

◇昭和中期～後期

１９４０（昭和15）年以降から終戦後の数年間は輸入米が減り食糧難に陥ります。それを乗り越えると、いよいよ高度経済成長期へと突入し、１９５５（昭和30）年代にガス自動炊飯器や電気炊飯器が登場し、かまどは徐々に姿を消していきました。このころの炊飯器はまだ保温機能がなかったので、つい60年ほど前までは、冷やごはんが中心だったのです。

冷たいごはんには「やせる」ヒントが

１９５５（昭和30）年代の炊飯器は、前述のように、まだ保温機能がありませんでした。そのため、冷やごはんを工夫して食べるレシピがこの時期に数多く残されています。

たとえば、冷やごはんを冷蔵庫で保存するとパサパサになるので、焼き飯やそば飯など、ごはんを他の具材と一緒にフライパンで炒める食べ方が普及しました。

戦後はお米を節約するために、野菜やきのこ、山菜、調味料と一緒に炊く「炊き込みごはん」がよく作られていましたが、冷めても美味しいため、そのまま定番メニューとして今でも食べられています。

また、歴史をさかのぼると、江戸時代にも冷やごはんを美味しく食べる工夫が生まれています。ごはんにアサリ入りのお味噌汁をかけて食べる「深川飯《ふかがわめし》」、冷やごはんを出汁《だし》で煮て卵でとじる「雑炊」などです。

他にも、味付けの濃い佃煮や塩辛なども、冷やごはんを美味しく食べるために生み出された、先人の知恵の結晶です。

食卓家電の広まりの歴史

1965（昭和40）年	一般向け電子レンジの登場
1972（昭和47）年	保温機能付き電気ジャー炊飯器の登場
1976（昭和51）年	電気ジャー炊飯器が低価格になり、一般家庭に広まる。
1980年以降	電気炊飯器の世帯保有率95%になり、電子レンジの世帯保有率も低価格化に伴い急増する。

日本人は、他の民族と違い、**「口中《こうちゅう》調《ちょう》味《み》」という、口の中で味付けの濃い食材とごはんを混ぜ合わせ、味を自分で調整して食べる習性があります。**そうすることで、自ら塩分の摂り過ぎを防いで、健康管理を行っているのです。

日本の食文化は、冷やごはんを美味しく食べるための文化とも言えるでしょう。また、日本人はもともと太りやすい体質ではないので、冷やごはんを中心とした和食の定番スタイルには「やせる」ヒントがたくさんあります。

保温機能の付いた電気ジャー炊飯器は1972（昭和47）年、電子レンジは1965（昭和40）年に登場し、1976（昭和51）年に低価格帯のものが出ると、「温かいごはん」が当たり前の時代へと変遷していきます。

ということは、1971（昭和46）年ごろまで、日本人は冷やごはんを当たり前のように食べていたので、ごはんが冷える過程で生まれるレジスタントスターチの存在を、知らないうちに摂取していたことになります。

日本人に肥満が増えていったのは1975（昭和50）年代以降からです。これは「温かいごはんの常食」が原因とも考えられないでしょうか？

温かいごはんが当たり前になった

ここで一度その原因を探るべく、腸と密接に関係のある「大腸ガン」のデータを見てみましょう。

2017（平成29）年度の人口動態統計（厚生労働省）では、日本人の死因1位である「悪性新生物（ガン）」の部位別で、男性約45%、女性約36%となっています。特に女性は、大腸ガンが他のガンを抜いて1位です（女性の6大

女

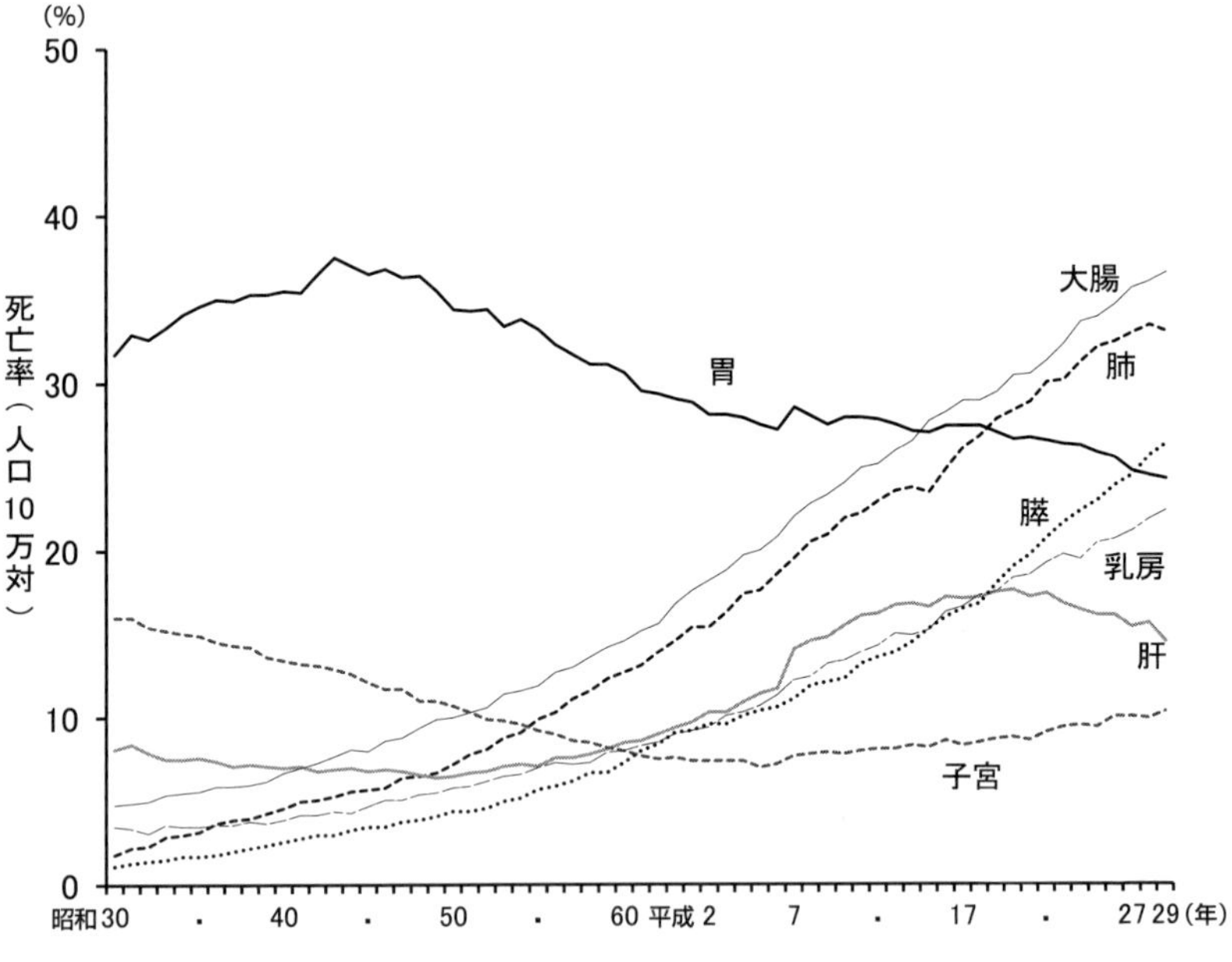

出典：厚生労働省　平成29年人口動態統計月報年計

悪性新生物の主な部位別死亡率の年次推移

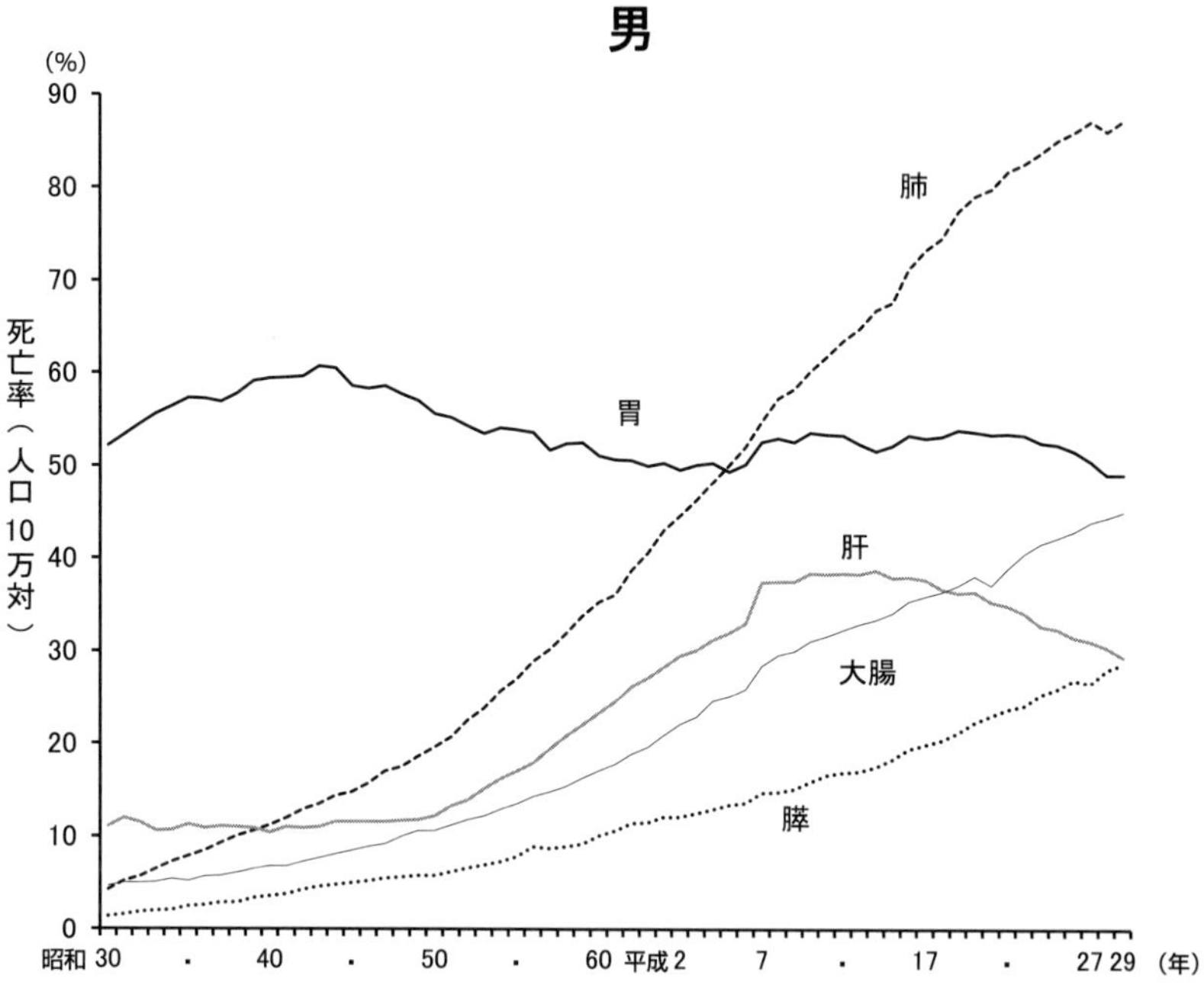

ガン：大腸・胃・肺・乳房・肝・子宮）。

一方、電気ジャー炊飯器が登場する前、１９７１（昭和46）年の大腸ガンでの死亡率は、男性は９％未満で、４大ガンのなかで最下位になっています（男性の４大ガン：胃・肺・肝・大腸）。女性の場合も９％未満です。

そして、１９７１（昭和46）年よりも前の時代は、この数値がさらに低くなります。当時のごはんの摂取量は、今の倍近くも多かったのです。これは冷やごはんで腸内環境が悪くなるのを防いでいたのでは？　と考えられないでしょうか。

１９７５（昭和50）年代に電子レンジが一般家庭に普及し始め、１９８５（昭和60）年代に入ると「ほか弁」などの中食《なかしょく》（お持ち帰り）が流行し、温かいごはんを食べることは当たり前になりました。平成に入ると、コンビニが街にあるのも当たり前になり、店頭に電子レンジが置かれるようになりました。それにならい、普通のスーパーでも電子レンジが置かれるようになります。

大腸ガン死亡率の統計推移

	男性 （男性４大ガン： 胃・肺・肝・大腸）	女性 （女性６大ガン： 大腸・胃・肺・乳房・ 肝・子宮）
1971（昭和46）年 冷やごはんが主食だった 電子ジャー炊飯器登場前	４大ガンの中で最下位 （９%未満）	第３位 （９%未満）
2017（平成29）年 現在	第３位 （約45%）	第１位 （約36%）

死亡率の上昇

⇩

主食であるごはんを摂取する際の、レジスタントスターチ不足の可能性あり

⇩

冷やごはんでレジスタントスターチを摂取して大腸ガンを予防しよう！

これに比例するかのように、便秘や肥満、糖尿病の人口が増え、そして大腸ガンも急速に増えていきます。食の欧米化で肉食が増え、野菜（食物繊維）の摂取不足やお米の摂取量の減少が一因と考えられます。

でも、冷やごはんのレジスタントスターチ不足とも考えられないでしょうか。

昔の人は、今ほど意識して野菜を摂取していたわけではありません。でも、腸内環境が悪いことで起こる大腸ガンや便秘に悩む人口は、今と比べると少数派です。これは冷やごはんを食べていたことで、レジスタントスターチを今よりも格段に摂取していたからだと推測されます。

今は保温機能付きの電気ジャー炊飯器、電子レンジ、ほか弁、コンビニなど、便利で豊かな時代になりました。これらは、戦後に「日の丸弁当」を食べていた世代の人たちが「豊かさの象徴」と考えていた「いつでも温かいごはんが食べられる」という理想から誕生したのでしょう。

「日の丸弁当」でも生き抜けたのは？

１９３９（昭和14）年から、戦場で戦っている人たちの苦労をしのんで、毎月1日は「日の丸弁当」だけで質素に暮らすことが奨励されました。まだ物資が不足するほどではなく、国産米で足りない分は、台湾や朝鮮からの輸入米が安く手に入ったため、それでまかなわれていました。その後の食糧難の時代には、日の丸弁当は節約の象徴から一転して、贅沢で憧れの存在として人気弁当となります。

さて、この日の丸弁当は、当然、炊き立てごはんではなく、冷たいごはんとして食べられていたわけですが、栄養面はどうだったのでしょうか。冷やごはんと梅干しだけなので、お世辞にも栄養バランスがいいとは思えません。タンパク質や脂質、野菜も不足しています。でも、これで当時の人たちは生き抜いていたのです。

野菜が入っていないので食物繊維不足と言いたいところですが、**冷やごはんに含まれるレジスタントスターチが体内で働き、食物繊維の代役を果たしていたのでしょう。**また、お米にはタンパク質が100gあたり平均6・8%含まれており、大豆と共に、昔から日本人の貴重なタンパク源となっていました。脂質は精製された白米にはほとんど含まれませんが、お米は炭水化物（糖質）としてカロリーがあるので、そこから体に必要なエネルギーが使えるため、さほど問題はなかったと考えられます。

そして**一番のポイントは、副菜が梅干し**ということでしょう。

冷蔵庫がなく、**真夏の炎天下でもごはんが腐らなかったのは、梅干しの強い殺菌作用のおかげ**です。梅干しの殺菌作用は「有機酸」と呼ばれるもので、酸味のもとにもなっています。有機酸が人間の体内に入ると、相乗効果で疲労物質である乳酸などに働きかけ、疲労回復作用や整腸作用に役立つことがわかっています。

当時「日の丸弁当」が推奨されたのは、日本の国旗をイメージできることもありますが、伝統ある梅干しの薬効に着目していたとも考えられるでしょう。

誤解のないように付け加えておくと、戦前や戦後の食糧難時代の人たちは、もちろん日の丸弁当だけを食べていたわけではありません。野菜は手に入りにくいため、ドクダミやタンポポなどが食べられており、どこの家庭でも庭先で季節を問わず育ちやすいさつまいもを栽培していました。また都心部では、東京湾近郊でイカの漁獲量が多かったため、よく食べられていたという記録も残っています。

食後高血糖を起こしやすい温かいごはん

さて、お話を保温機能付き電気ジャー炊飯器や電子レンジが登場したころに戻しましょう。

今でこそ、「食べる順番ダイエット」として、野菜を最初に食べ、次にタンパク質食品、そして最後にごはんやパンなどの炭水化物を食べる、という考えが一般的になり、医療現場でも推奨されるようになりました。

でも、実際には炊き立てごはんからほおばる人が多いのが現状です。

炊き立てのごはんは日本のGI値の基準では「やや高い」に分類されていて、空腹時に食べてしまうと、食後高血糖が起こりやすくなります。GI値とは「グリセミック・インデックス」の略で、血糖値上昇指数のことです。日本では食品のGI値を「とても高い」「やや高い」「中」「低い」の4段階で表すことが多くなっています。

前述したように、**日本人の大腸ガン罹患率は、電気ジャー炊飯器や電子レンジの普及と共に右肩上がりです。同時に、肥満や便秘の人口も増えています。**この背景には、「飽食の時代」だけではなく、炊き立て、または電子レンジでチンした温かいごはんを真っ先に食べている人が多いことも一因にあると考えられないでしょうか。

炊き立てごはんに限らず、GI値が「やや高い」または「とても高い」食品は、糖度が高い食べ物です。それらを空腹のときに食べると、体内で血糖値が急激に上がった後、今度は急激に下がっていきます。

血糖値が急激に下がるときに使われるのが、膵臓から分泌されるインスリンです。血糖値は低すぎてもいけないため、GI値が「低い」食品から食べ始めると血糖値が緩やかに上がり、その後は緩やかに下がっていくので、インスリンが無駄づかいされません。

でも、GI値が高ければ高い食べ物ほど、急激に血糖値が上がるので、インスリンは大急ぎで血糖値を下げるために過剰に分泌して対応しようとします。こういった生活を毎日繰り返していると、やがてインスリンが分泌されにくくなってしまい、糖尿病予備軍となっていくのです。

GI値が「低い」食品は、一部のいも類（じゃがいもなど）を除く根野菜や葉野菜に多いのが特徴です。食物繊維が含まれており、これが血糖値の急上昇を抑えているという見方が一般的です。食物繊維は体内で消化・吸収されずに、そのまま大腸に届くため、血糖値にほぼ影響しないのです。こうした現象を「難消化性《なんしょうかせい》」と呼びます。

「冷たいごはん」には、温かいごはんが冷めていく過程で出現する、食物繊維と同じ「難消化性」の物質「レジスタントスターチ」が含まれています。

レジスタントスターチが野菜の食物繊維と違うところは、繊維質ではなく、難消化性の「デンプン」であることです。糖質には変わりありませんが、野菜や果物の食物繊維に含まれるペクチンなどの糖質と同じように、「**糖質なのに血糖値にほぼ影響しない**」ことが特徴です。そのため、空腹時に完全に冷めているごはんを食べれば、低GI食品を先に食べていなくても、**血糖値の乱高下が起きにくい**、ということになります。

温かいごはんをどうしても食べたいときは、GI値の低い食品と組み合わせて食べるといいでしょう。納豆ごはんや、他の具材と一緒に混ぜて炊く「雑穀

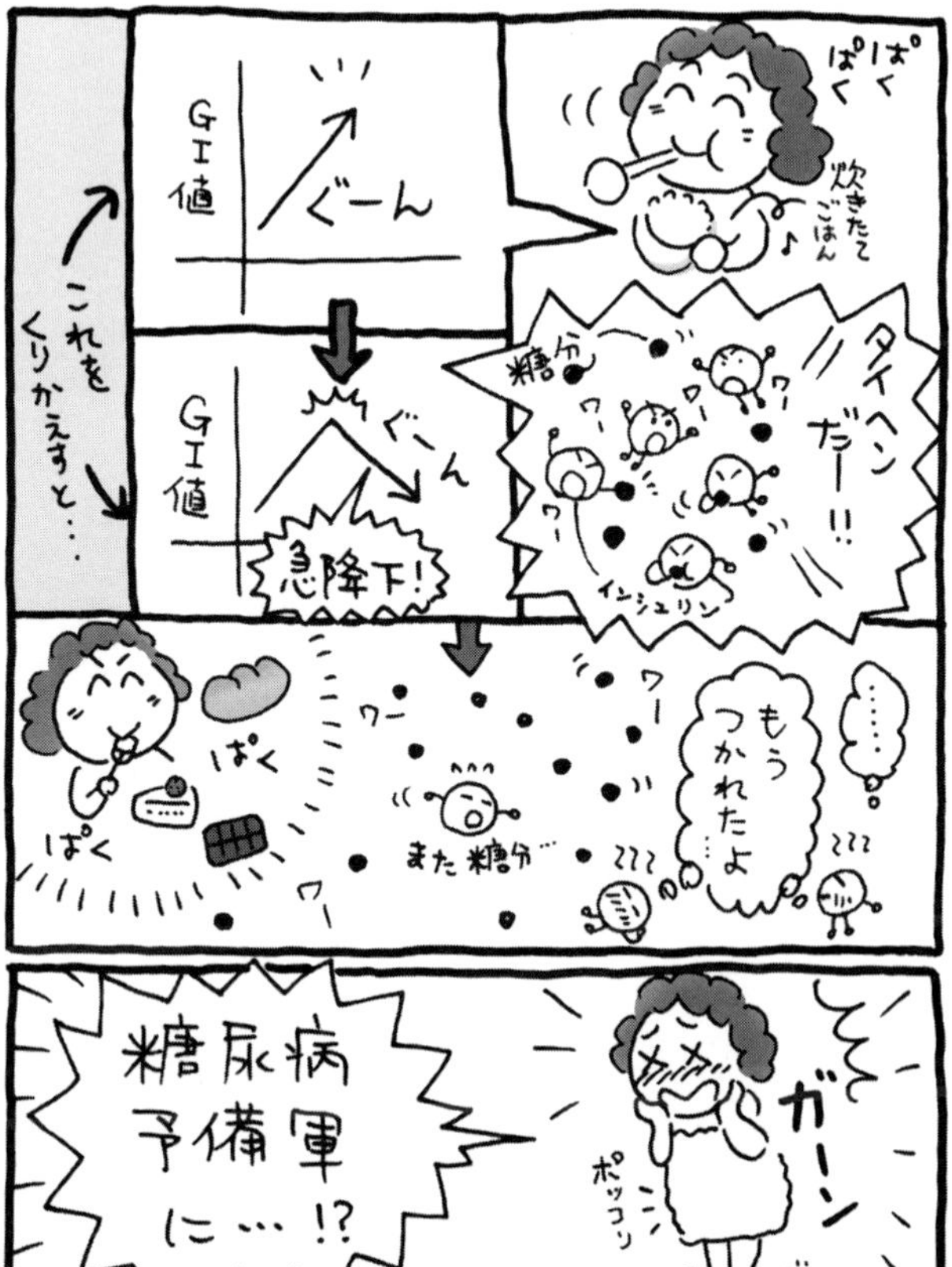
ぱくぱく
炊きたてごはん♪
GI値
ぐーん
GI値
ぐーん
急降下!
糖分
タイヘンだー!!
ワー
インシュリン
これをくりかえすと…
ぱく
ぱく
ワー
また糖分…
もうつかれたよ
……
糖尿病予備軍に…!?
ガーン
ポッコリ
ガショーン

ごはん」や「炊き込みごはん」などです。

　ごはん自体は温かいのでレジスタントスターチは生まれていませんが、他の食材から食物繊維がとれますし、よく噛まないと飲み込めないので、食べるのに時間がかかります。半分ぐらい食べ終わったところでごはんの温度が下がるので、後半はレジスタントスターチも出現して、冷たいごはん、すなわち「**太りにくいごはん**」に変わっていくでしょう。

第2章

白米より玄米が絶対にいい、という誤解

農薬・カビ毒だらけの玄米？

近年の糖質オフブームで、白米が悪者扱いされるようになり、一部の人たちの間で玄米が健康食として取り入れられるようになりました。もともと玄米が好きな方や、マクロビと呼ばれる玄米菜食を中心とした食生活を送っている方々は、玄米の扱いを心得ているので、美味しく、栄養価の高い状態で食べる術をお持ちです。

でも、「低GI食品だから」「白米より栄養価が高いから」という知識だけで玄米を取り入れると、かえって消化が悪く、健康被害になるかもしれません。

玄米で一番怖いのが、「残留農薬」です。

農薬が心配な方はすでに無農薬の野菜やお米を購入していると思いますが、割高なので、毎日の食事にはなかなか取り入れられないという人も少なくないでしょう。

たいていの農作物は洗ったり、皮をむいたり、加熱調理することで農薬を排除することができます。また、白米の場合は、精米する過程でほとんどの農薬が排除されるので、農林水産省では残留農薬の心配が少ないと発表しています。

でも、通常の玄米はどうでしょうか?

玄米を買うとき、「無農薬」「有機栽培」と表示されていない限り、通常は農薬が散布されて育った玄米ということになります。

玄米は栄養面だけで比べると、白米よりもはるかにビタミンやミネラル、脂肪酸などが豊富に含まれています。農薬は脂肪に蓄積されやすい特質を持つので、脂肪酸を多く含む玄米は残留農薬が多くなることがわかります。

また植物性の脂肪酸には、他の油脂類と同じように「酸化されやすい」特質があるので、購入してしばらく経つと酸化して栄養価も低くなります。そして、玄米は白米と比べて水分も多いので、季節によってはカビ毒にも注意が必要です。

玄米菜食などで日常的に玄米を取り入れている方々は、有機栽培の玄米を少量だけ購入して、決して買いだめはしていません。玄米の欠点を熟知したうえで、玄米の良いところを取り入れているのでしょう。

玄米を食べるなら無農薬に限る

次に、農薬の怖さにも一通りふれておきましょう。

第2次世界大戦後、日本にも、海外から農薬が伝わり、それまで害虫や雑草に苦労していた農作物も栽培しやすくなりました。

高度経済成長期には、全国で有機塩素系の農薬が大量に使われていましたが、農薬の被害で生産者側に死亡者も出たことから、1980年代は有機リン系の農薬、1990年代からはネオニコチノイド系の農薬と、時代と共に農薬の種類も変わっていきます。除草剤も使われますが、中心となる農薬は殺虫目的です。

いずれの農薬も虫の神経系に作用する殺虫剤なので、人間も体内に大量に農薬が入ると神経毒となり、頭痛やめまい、痙攣《けいれん》など、あらゆる不調の原因となります。

もちろん、国の規定で人間の健康被害になるほどの農薬はまかれていません。でも、国の基準は、白米を基準にして制定されているので、日本の玄米は残留農薬が多いとされています。玄米をいただくときは、無農薬や有機栽培のものを必ず選ぶようにしましょう。

食べ物と一緒に体内に入った農薬は、排泄時に体外へ排出されれば問題ありませんが、体内に留まってしまうと脂肪組織に蓄積されます。

農薬がいったん脂肪に蓄積されると、何年も体外に排出されません。排毒するためには3日以上の断食療法を取り入れて、蓄積された脂肪を溶かさなければならない、という報告もあるほど強力なのです。

このように話すと、「農産物が怖くて食べられない!?」という声が聞こえてきそうですね。日本では、通常栽培の玄米を毎日の常食にしない限り、神経質に農薬を避ける必要はありませんが、心配な方は排毒を意識してみましょう。

排毒には断食療法の他に、脂肪を燃焼させる運動や、食物繊維を摂取することも有効です。冷たいごはんに含まれるレジスタントスターチは、野菜などの食物繊維と同じような働きをするので、排毒でも活躍してくれるでしょう。

肉や魚の栄養を無にする玄米のフィチン酸

玄米は、無農薬や有機栽培のものを食べても、まだ難点が残ります。

玄米にはフィチン酸という酸が含まれており、血栓予防や貧血予防など、主に血液循環の改善に役立つという長所があります。しかしその一方で、**肉や魚介類に含まれる鉄や銅、亜鉛、そして一部の魚介類に含まれるカルシウムの吸収を阻害してしまうという難点**もあるのです。

マクロビや玄米菜食で玄米を取り入れている方は、基本的に「ベジタリアン」の人たちです。ベジタリアンは、お肉や魚を食べないので、玄米に含まれるフィチン酸の長所が体内で有効に活用できているかもしれません。

しかし、お肉や魚も食べる、いわゆる「一般食」の人たちは、玄米に含まれるフィチン酸が災いして肉や魚の栄養価が体内で有効活用できなくなってしまうのです。

特にベジタリアンではなく、健康のためと思って、ごはんを玄米に変えている人は白米に戻しておきましょう。

「玄米は食物繊維も摂れるから」という理由で取り入れている方も多いですが、冷やごはんなら、レジスタントスターチが食物繊維の代わりになり、他の食品の栄養吸収も阻害しないので、栄養成分の損失が少ないのです。

玄米は胃腸に負担をかけている

玄米は栄養価の数値だけを見ると、白米よりも優れており、食物繊維も豊富です。でも、玄米の栄養価は、ほぼお米の殻や糠《ぬか》に含まれているものです。ただし、殻や糠は非常に硬いので、玄米は炊く前に、しっかりと浸水する必要があります。一般的には6~12時間とされていて、気候の良い時期は、長時間水に浸けると発芽してしまうので6時間程度です。浸水がきちんとできていないと、胃腸が傷ついたり、便秘になったりするので、健康のために玄米を食べる意味がなくなってしまうのです。

硬めに炊きあがった玄米を食べると「胃腸がキリキリする」という声もよく聞きます。胃腸が丈夫で、よく噛んで食べる習慣がある人は、玄米の栄養価を体内で活用できることでしょう。でも、早食いグセのある方や、もともと胃腸の弱い方、そして便秘で悩んでいる人は、玄米を避けたほうが無難です。

特に慢性の便秘の方は、便通を良くしようと、食物繊維を多く食べる傾向があります。玄米をはじめ、ゴボウやニンジンなど不溶性食物繊維のものです。

食物繊維には、不溶性と、水に溶けやすい水溶性のものと2種類があります。食物繊維はもともと小腸では吸収されず、そのまま腸に届くので、腸のデトックスに良いとされています。でも、よく噛まないで不溶性食物繊維を多く含むものを食べると、消化されずにそのまま腸に滞留し続け、なかなか排泄に向かわないのです。

そのため、いくら玄米の栄養価が高くても、白米と同じ感覚で噛んで飲み込んでしまうと、余計に腸に留まって、便秘が悪化してしまいます。

玄米を食べると「お腹が張る」「便秘が改善されない」理由は、以上のことが原因だと考えられるでしょう。

玄米はマクロビレストランや精進料理などでいただくと、たいてい水分が多めのモチモチごはんに仕上げられています。しかし水分調整が難しいので、玄米に不慣れな人が日常に取り入れると扱いにくいうえ、健康によくない状態となるかもしれません。玄米をいただくときは、プロの手にゆだね、ゆっくりとよく噛んでいただきましょう。

幼児や妊婦には成長妨害になる

もっちり炊き上げた玄米を、粥状になるまでよく噛んで食べればいいなら、「玄米粥」は大丈夫だと思われることでしょう。

健康な方なら問題ないですが、それを赤ちゃんの離乳食にしたり、妊娠中の女性が食べるのは、やはり問題があると言えます。

妊娠中は、胎児へ栄養を送るために、さまざまな栄養を摂る必要がありますが、玄米から栄養を摂っているつもりでも、前述したように、お肉や魚の栄養成分は吸収が阻害されています。

玄米粥だとしても、殻や糠は残っています。胃で消化不良が起きると、小腸で栄養成分が吸収されず、胎児の成長の妨げになる恐れも出てきます。

少しでも玄米を食べて胃がキリキリすると感じたら、すぐに白米に戻しましょう。

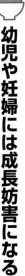

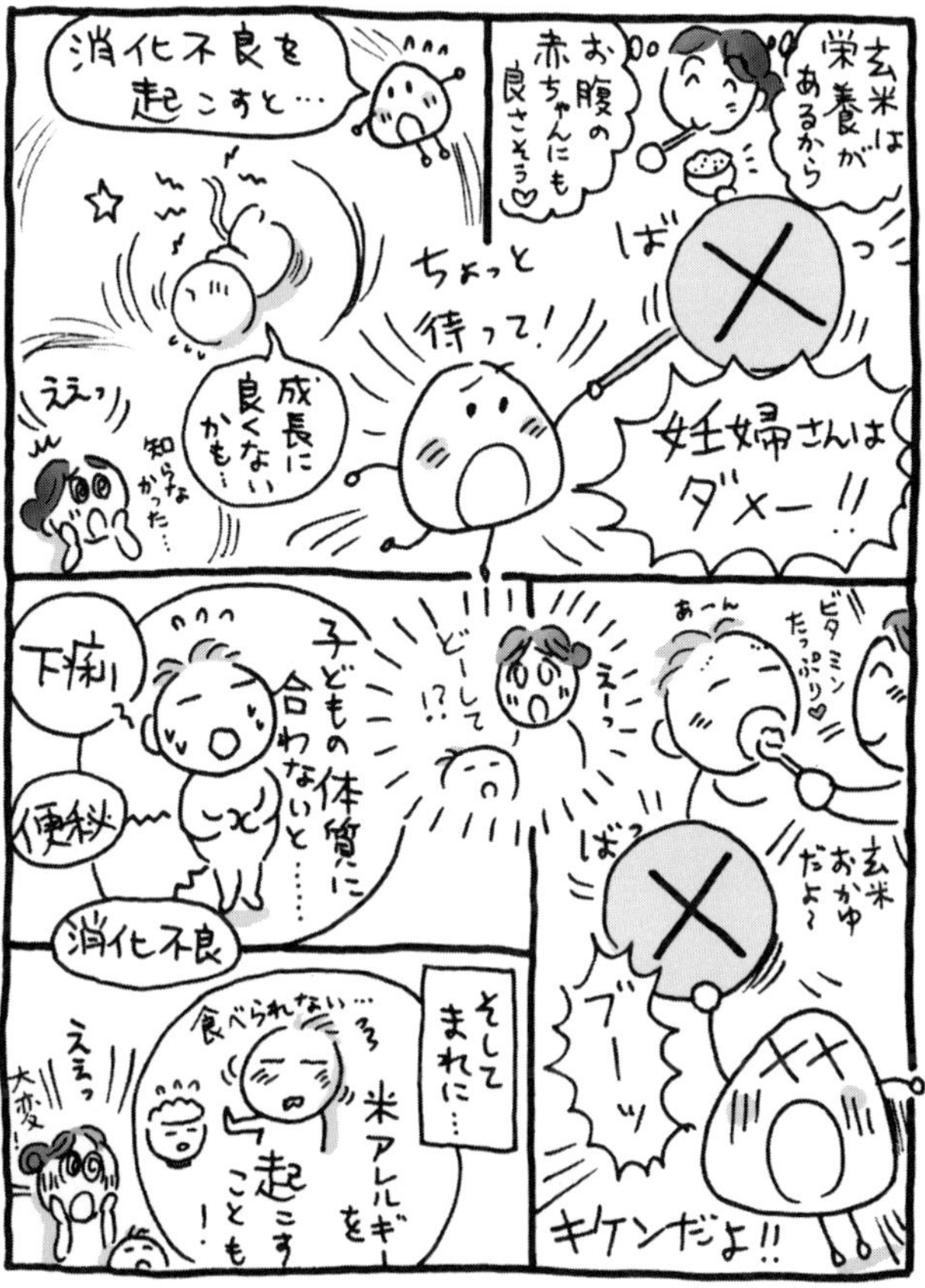
玄米は栄養があるから
お腹の赤ちゃんにも良さそう♡
ばっ
ちょっと待って！
妊婦さんはダメー!!
消化不良を起こすと…
成長に良くないかも…
ええっ
知らなかった…
ビタミンたっぷり♡
あーん
玄米おかゆだよ～
ばっ
ブーッ
キケンだよ!!
えーっ
どーして!?
子どもの体質に合わないと……
下痢
便秘
消化不良
そしてまれに…
米アレルギーを起こすことも！
食べられない…
ええっ
大変！

さらに言いますと離乳食や幼児食に玄米を取り入れるのは、もっと危険です。成人では、消費者庁が発表しているアレルギー表示食品のなかにお米は入っていませんが、乳幼児の場合はお米も含まれます。そして、乳幼児の3大アレルゲン「卵」「牛乳」「小麦」の次に、〝抗原が強い食品〟として玄米が挙がっています。

乳幼児期は、消化器官が未熟なので、消化・吸収されやすい白米ベースのものから食べる練習を始めましょう。

離乳食は一般的に、白米のおもゆから始め、徐々にお粥→やわらかく炊いたごはん→大人と一緒の硬さのごはん、と移行していきます。その過程でよく噛んで食べる大切さを知ることになりますが、歯が生えてきても、最初は乳歯です。永久歯に生え変わるまでは玄米を噛むのは難しいと考えておきましょう。

また、知らない間に幼児期から玄米を取り入れてしまった場合、カラダに合わなかったときは、消化不良や下痢、便秘の症状の他に、レアケースである

「米アレルギー」になる可能性も出てきます。お米を主食とする日本で、極少数派の米アレルギーになってしまうと、将来の食生活も楽しめなくなるので、お子さまの健やかな成長のためにも玄米は控えておきましょう。

玄米が脚気を救ったのは戦後までのお話

白米が悪者扱いされる難点の一つとして、「ビタミンB1不足」が挙げられます。玄米には含まれているので、玄米を推奨する際にもよく指摘されます。

これは、江戸末期から第2次世界大戦後に流行した「脚気《かっけ》」が影響しているのでしょう。脚気は、今でいう「ビタミンB1不足」が災いする代表的な疾患で、足の浮腫《ふしゅ》（むくみ）やしびれ、知覚異常などを引き起こします。

江戸末期から、江戸や大坂など都心の街では、庶民も白く精米された「白米」を食べるようになりました。一方、まだ地方の人たちは、玄米や、白米の量が少なくて済むように麦を混ぜて炊いていたので、脚気にならなかったのです。当時はまだ栄養学が普及していないため、玄米や大麦類にビタミンＢ１が入っているとは誰も知りませんでした。

そのため脚気は「江戸患い」「大坂腫《ば》れ」という別名もつきました。

江戸時代は、ビタミンＢ１が豊富な豚肉もまだ食べられていませんでしたし、魚介類でさえ、庶民の手に入りにくかったのです。一汁一菜の食事が基本で、白いごはんと味噌汁が、ささやかなご馳走でした。明治に入ってからも年々、脚気で命を落とす人が増えていき、第2次世界大戦後も続きます。

昭和時代に入ると、栄養学や医学が発達し、ビタミンＢ１（チアミン）の不足が脚気の原因であることが突き止められましたが、脚気による死者が１０００人を下回るようになったのは、国の統計上、昭和30年代に入ってからのことでした。

昭和初期に、日本で初めて玄米にビタミンＢ１が多く含まれることが論証されると、玄米の殻を取り、糠だけを残した胚芽玄米（胚芽米）が脚気の予防食として推奨されるようになります。

その後、他の食材からもビタミンＢ１が摂れるようになり、胚芽玄米を炊く家庭は徐々に減っていきました。

飽食の時代となった現代では、通常に食事をしていれば、玄米や麦ごはんにしなくても、ビタミンＢ１不足になることは少なくなったのです。

ビタミンＢ１は脚気の予防だけではなく、主に糖質の代謝を行うので、やせたい人には必須のビタミンと言えるでしょう。

ビタミンＢ１は、玄米や雑穀をはじめ、精製されていない穀類に含まれる他、肉類や魚介類、キノコ類などからも補えます。白米は、昔の脚気のイメージが大きいのか、糖質だけではなく、ビタミン面でも悪者扱いされることが多いですが、栄養素や栄養成分が完璧に揃っている食品はありません。

でも現代は、飽食の時代と言われるほど、食卓は豊かになりました。玄米は、ここまで述べてきたように、**選び方や炊き方を間違えると、他の食品の栄養の吸収を阻害したり、体内での消化不良につながります。**今のあなたの生活に、玄米が合っているかどうか、しっかり見極めてから活用しましょう。

冷やごはんを美味しく食べるコラム①

おひつ

電気炊飯器が登場するまで、ごはんは釜で炊かれ、木製のおひつに入れて保存されていました。現在は陶器製やプラスチック製のおひつも登場していますが、冷やごはんを美味しくいただくには木製のおひつがいいでしょう。「さわら」というヒノキ科の木が主流ですが、最高級品は秋田杉が使われています。

木製のおひつには、ごはんの水分を循環させる機能があるので、冷やごはんが硬くなりにくい上、天然木の薫りがごはんをさらに美味しく感じさせてくれ、抗菌作用で腐敗も予防するという優れものです。

おひつは木材の赤身という部分を使用していますが、安価な製品は白太という木の未熟な部分を使用しているので、おひつもごはんもカビが生えやすくなるので注意が必要です。購入する際は、さわら製なら３合用で5000円前後、秋田杉なら20000円以上のものを選ぶようにしましょう。

第3章

血液サラサラ、血糖値上昇を抑え、腸活にも最適

米はアレルギー食品に入っていない

この本を読んでくださっている方のなかには、食物アレルギーに苦しんだ経験がある方もいらっしゃるでしょう。

特に子どものころは、「卵」「牛乳」「小麦」が3大アレルゲンとされていますが、成長と共にアレルギー症状は治まっていくケースがほとんどです。

しかし消費者庁では、次の表のように27品目の食品を特定原材料等とし、アレルギー表示を義務付けています。

消費者庁によると、主な食物アレルギーの症状として、次のような注意喚起を促しています。

軽い症状：かゆみ、じんましん、唇や瞼の腫れ、嘔吐、喘鳴《ぜんめい》

重篤な症状：意識障害、血圧低下などのアナフィラキシーショック

表示の義務があるもの 特定原材料７品目	えび、かに、小麦、そば、卵、乳、落花生
表示が推奨されているもの 特定原材料に準ずるもの20品目 （注：義務ではないため、含まれていても表示されないことがあります。）	あわび、いか、いくら、オレンジ、カシューナッツ、キウイフルーツ、牛肉、くるみ、ごま、さけ、さば、大豆、鶏肉、バナナ、豚肉、まつたけ、もも、やまいも、りんご、ゼラチン

出典：消費者庁

さて、この27品目のなかにお米は入っているでしょうか？

2章でふれましたが、乳幼児期は玄米への注意が必要ですが、成人期以降は、ごくまれなケースを除いては、米アレルギーで苦しむ人はほとんどいません。これもご先祖から受け継いだＤＮＡとして、お米が日本人に適した食材の証なのです。

レアケースとして、お米にアレルギー症状が出る方の原因として、第2章で解説した残留農薬や家庭でお米を長期保存したときにわく害虫が原因に挙げられています。白米は玄米に比べると脂質は少ないですが、シンクの下など湿気の多い場所ではカビが生えやすいので、保存場所にも気を付けておきましょう。

またお米の銘柄を、昔から日本人が食べていた「ササニシキ」に変えるとアレルギー症状が起きにくいとも言われています。

「ごはん1杯に角砂糖10個分の糖質」と考える問題点

数年前に比べると、食事の「食べる順番」が知られてきましたが、ごはんとおかずが一度に出てくる定食や、ご自宅での夕食時には、まだまだごはんから先に食べる人が多いです。

「白米だけのごはん」を、炊き立てか温めた状態で空腹時に食べると、血糖値を急激に上げてしまう可能性があるので、悪者にされても仕方がないかもしれません。

また、白米は精米過程でビタミンやミネラルが抜け落ちてしまうため、白米から得た炭水化物がエネルギーとして燃えてくれないので、太りやすいのです。この2点は、確かに白米の弱点と言えるでしょう。

でも、現代の食生活で、「白米だけのごはん」のみを食べることは少ないでしょう。立派なおかずがなくても、味噌汁や漬物と一緒に食べたり、おむすびの場合には海苔や何かしら具が入っています。たとえ、一口目に白米を食べてしまったとしても、他の食材からの栄養成分と助け合って、エネルギーとして使われていきます。白米の糖質だけが怖いとは言い切れないのです。

ただ、食事の一番はじめに、一膳の温かいごはんを平らげてしまうクセのある人は、血糖値の乱高下を招く可能性があるので、おかずや野菜を先に食べ、ごはんを最後にする、という食べる順番を意識してみましょう。**この順番を守ることさえできれば、白米は避けるべき食べ物ではありません。**

近年主流の糖質オフダイエットは「低炭水化物ダイエット」とも言いますが、ここで、炭水化物の分類を見ておきましょう。

次の図のように、**炭水化物とは、糖質と食物繊維が一緒になったもの**です。

言い換えると、**糖質は炭水化物から食物繊維を省いたもの**となります。

白米は、精米の途中で玄米から食物繊維となる殻や糠を取り除くので、ごはんを食べると太ると考えている人たちのなかには、「ごはん1杯に角砂糖10個分の糖質がある」と主張する人がいます。

しかし図のように、角砂糖は「二糖類」のショ糖、ごはんは「多糖類」のデンプンなので、同じ糖質でも体の中ではまったく別の働きをします。ごはんと砂糖を同じ扱いで考えること自体がおかしいのです。

図の実線部分は、栄養学での一般的な分類ですが、点線部分はレジスタントスターチを加えています。白米は、冷やごはんに含まれるレジスタントスターチが現れれば、食物繊維と似たような働きをする「食物繊維様《よう》」を含んだ炭水化物として、血糖値の乱高下の心配は少ないはずです。

炭水化物の分類

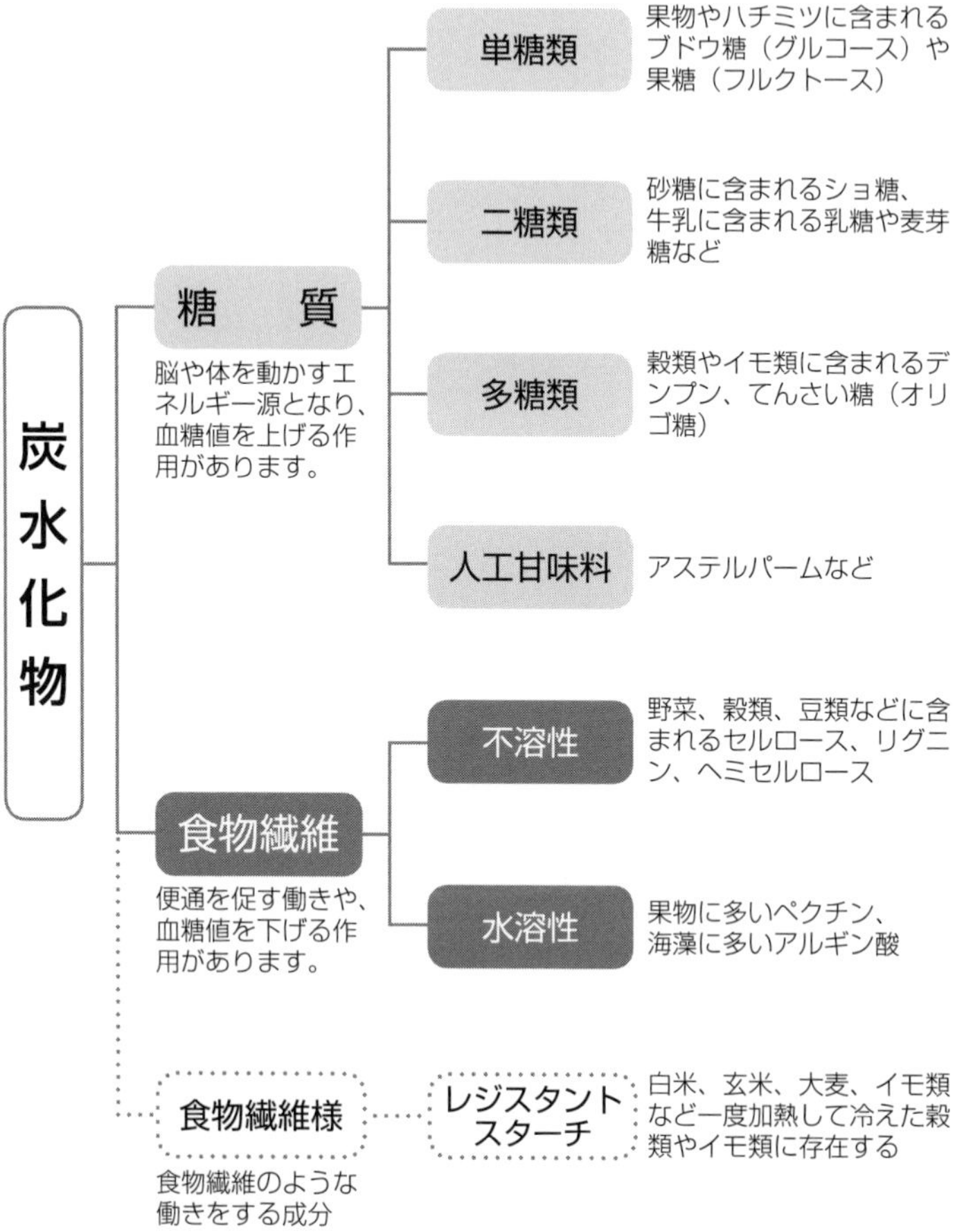
炭水化物
糖　質
脳や体を動かすエネルギー源となり、血糖値を上げる作用があります。
単糖類
果物やハチミツに含まれるブドウ糖（グルコース）や果糖（フルクトース）
二糖類
砂糖に含まれるショ糖、牛乳に含まれる乳糖や麦芽糖など
多糖類
穀類やイモ類に含まれるデンプン、てんさい糖（オリゴ糖）
人工甘味料
アステルパームなど
食物繊維
便通を促す働きや、血糖値を下げる作用があります。
不溶性
野菜、穀類、豆類などに含まれるセルロース、リグニン、ヘミセルロース
水溶性
果物に多いペクチン、海藻に多いアルギン酸
食物繊維様
食物繊維のような働きをする成分
レジスタントスターチ
白米、玄米、大麦、イモ類など一度加熱して冷えた穀類やイモ類に存在する

炊き立てよりも冷ましてから

ごはんの主成分は、デンプンです。デンプンは、通常、体内で消化・吸収されてエネルギーに変わりますが、摂取したデンプン量の2～10%が、小腸で吸収されずに大腸まで届くことが発見されました。これが「レジスタントスターチ」です。

「レジスタント」は「消化されない」、「スターチ」は「デンプン」という意味です。日本語にすると「未消化デンプン」または「難消化性デンプン」になります。

レジスタントスターチは、野菜や海藻などに含まれる食物繊維と、とても似た作用をもっています。野菜の食物繊維は、便秘の解消や血糖値の上昇を防ぐ作用が有名ですが、その作用をレジスタントスターチにもそのまま望めるということです。

ただし、デンプンを含む食品のすべてに、レジスタントスターチが含まれているわけではありません。

ごはんや大麦、雑穀の場合は、炊きあがった後、冷めていく過程で徐々にレジスタントスターチが増えていきます。いも類も加熱調理後、冷めていく過程で現れます。

しかし、同じデンプンでも、小麦粉でできたパン類やお菓子は、一度焼いて加熱していますが、冷めていく過程でレジスタントスターチはさほど現れていません。

そのため、レジスタントスターチの量が多いごはんや大麦・雑穀類、いも類は、「ハイレジスタントスターチ」、略して「ハイレジ食」などとも呼ばれています。

このなかで、毎日手軽に食べられるものはやはり白米でしょう。

最近は家でごはんを炊くのを面倒に感じる人が増えているようですが、コンビニに行けば、おむすびやお弁当、寿司など、白米を冷めた状態で美味しく食べられるものが勢ぞろいしていますね。

白米を食べるときに気をつけるべきは、**電子レンジなどでごはんを温め直すとレジスタントスターチは消えてしまう**ことです。なので、Ｐ54のコラムで紹介したおひつの利用をおすすめします。おひつを使えばおいしく冷やごはんをいただけますし、たとえダイエットで野菜不足になったとしても、レジスタントスターチが食物繊維の役割を果たしてくれるので、腸の健康も保てるのです。

腸内で善玉菌を育てる

では、冷やごはんに含まれるレジスタントスターチが、実際に、私たちの体内でどのように働いてくれるのかを見ていきましょう。

食物繊維には不溶性と水溶性の二つがありますが、レジスタントスターチはその両方の特徴を兼ね備えており、それら二つの性質が、ダイエットに嬉しい三つの作用を体内に与えます。それらを見てみましょう。

①血糖値の上昇を抑える

さほど太っているわけではないのに、お腹だけポッコリと出ているのが気になるという人は多いです。これは血糖値の乱高下が犯人かもしれません。

炊き立ての白米や、スイーツ、パン、糖度の高い果物を空腹時に食べると、血糖値が急激に上がります。そのときに、血糖値を下げようと、私たちの膵臓は慌ててインスリンをつくって大量に分泌させるのです。これを「食後高血糖」とも言います。

急激に大量に分泌されたインスリンは体内で余ってしまい、「脂肪を蓄える」という余計な仕事をします。これが私たちが恐れている「太る」という状態です。お腹の辺りにはさまざまな臓器があるので、その周りに脂肪がつき、よく耳にする「内臓脂肪」として蓄えられ、見た目がポッコリお腹となるのです。

それに対して、空腹時に冷やごはんをはじめとする「ハイレジ食」や野菜などの食物繊維から食べると、血糖値は緩やかに上昇して、緩やかに下がります。インスリンは必要な分しか分泌されず、余計な脂肪も蓄えられることなく、お腹からやせていきます。

レジスタントスターチは、こうして血糖値の上昇を抑えてくれるので、ダイエット食に適しているのです。

②腸内環境を良くする

ポッコリお腹の原因は、内臓脂肪の他に、女性に多い便秘も挙げられます。レジスタントスターチは、食物繊維と同じように小腸では吸収されずに、ダイレクトに大腸に届き、腸内細菌のエサとなって善玉菌を増やしてくれます。

善玉菌が増えると、腸内環境が良くなって便の量が増え、便秘の改善や腸内に溜まった毒素などを排出してくれます。

そして、腸内細菌のエサが増えると「**短鎖脂肪酸**《たんさしぼうさん》」という物質も生まれます。このときの刺激も、**血糖値の乱高下を防ぐ**ことがわかっています。

「**免疫細胞の大半が腸内に潜む**」と言われているように、**腸内環境が良くなると、自ずと免疫力が高まります。**風邪やインフルエンザなどの感染症、花粉などのアレルギー体質の改善にもつながっていくでしょう。

③血液をサラサラにする

レジスタントスターチは、水溶性食物繊維のように**中性脂肪やコレステロールを体外に排出する作用が期待できます。**血液がサラサラになり、生活習慣病予防に役立つでしょう。

血管の中がドロドロだと、いくら食事から栄養を摂っても体の隅々にまで行きわたりません。それがさらに不要物を溜め込む原因となり、太っていきます。

レジスタントスターチを含む食品を摂っていれば、ダイエットに不利な条件の多くをクリアすることができるでしょう。

避けるべきはパンやショ糖類

糖質オフダイエット（低炭水化物ダイエット）は、アメリカで1980年代から大流行したアトキンスダイエットが始まりだと言われています。その考案者である故ロバート・アトキンス博士は、今でも「糖質制限の父」とあがめられています。

アトキンス博士の主張は、アメリカの標準食の問題は脂肪ではなく、パン、パスタ、米、果物、デンプンの多い野菜類などの炭水化物であり、これらの「炭水化物＝糖質」を食事から排除すると減量につながるというものです。そのため高脂肪、高タンパク食を摂ることになります。

確かに、食事から得る脂肪もタンパク質も、糖質のように血糖値を上げる要素はほぼなく、インスリンも過剰に分泌されないので、2〜3週間という短期間で体重が減ることがわかっています。

糖質オフダイエットで控えるべき糖質は、精製された白い小麦粉でできたパンや麺類、加工食品、そしてショ糖（白砂糖）です。これらは高濃度のグルコース（ブドウ糖）をもっているので、前述のように血糖値の急上昇が起こります。また、血糖値の上昇を抑える食物繊維も足りないため、博士の考案通り、避けるべき食べ物と言えるでしょう。

ただ、人間はグルコースがまったくなくても生きてはいけません。グルコースは脳の重要なエネルギー源の一つで、炭水化物を一切取り除くと、やる気がなくなったり、ボーっとすることが多くなるなど、健康被害も出てきます。

炭水化物は糖質と食物繊維の両方をもち合わせた食品だと前述しましたが、ちゃんと**食物繊維が含まれている炭水化物なら、血糖値は急上昇しません。**また、お米や未精製の穀類、いも類などの多糖類は、精製小麦やショ糖のようにグルコースが高濃度ではないので、脳が必要とするベストのグルコース量をもち合わせています。

白米は食物繊維量が少なくても、精製された小麦と違って粒のまま食べるので、「咀しゃく」という行為が必要となり、それだけで血糖値の急上昇は避けられます。

そして、繰り返しになりますが、冷やごはんのレジスタントスターチが食物繊維様の働きをするので、白米は「**食物繊維を含む炭水化物**」となります。白米を、小麦食品やショ糖と同じ扱いにすること自体が間違っています。

避けるべき糖質は「高濃度のグルコース」なのです。

避け続けるとリバウンドしやすい

ここまで読み進めてきて、お米は避けるべき食べ物ではない、という意味が少しずつご理解いただけたでしょうか。

さて、人間には食べ物の味を感じる「舌」があります。舌は表面がザラザラしていて、鏡で見ると、無数のツブツブがあるのを確認できます。これは「味《み》蕾《らい》」と呼ばれるもので、これを通して、脳が「基本五味《ごみ》」を認識します。五味とは、甘味・酸味・塩味・苦味・旨味のことです。

糖質オフでは主に、タンパク質食品をしっかり摂取するように推奨され、糖質を含む炭水化物はカットせざるを得なくなります。日本人の主食であるお米までカットされてしまうのです。

すると、**脳は「甘味」が足りないと感じ、2～3週間ほどで体が耐えられなくなります。**糖質オフダイエットで多くの人がリバウンドしてしまうのは、このためだと言えるでしょう。

そこで、「甘味」を満たすためにアスパルテームやスクラロースなどの人工甘味料の製造が１９８０年以降増えていきました。これは、前述のアトキンス博士が考案した低炭水化物（糖質オフ）の流行時期と一致します。

でも、味蕾で人工甘味料の甘味をキャッチし、脳が「グルコースが来た！」と勘違いするまでは良かったのですが、結局、**実際にグルコースは含まれていないので、脳はどんどん「グルコースがほしい！」と体に要求し続ける**ことに

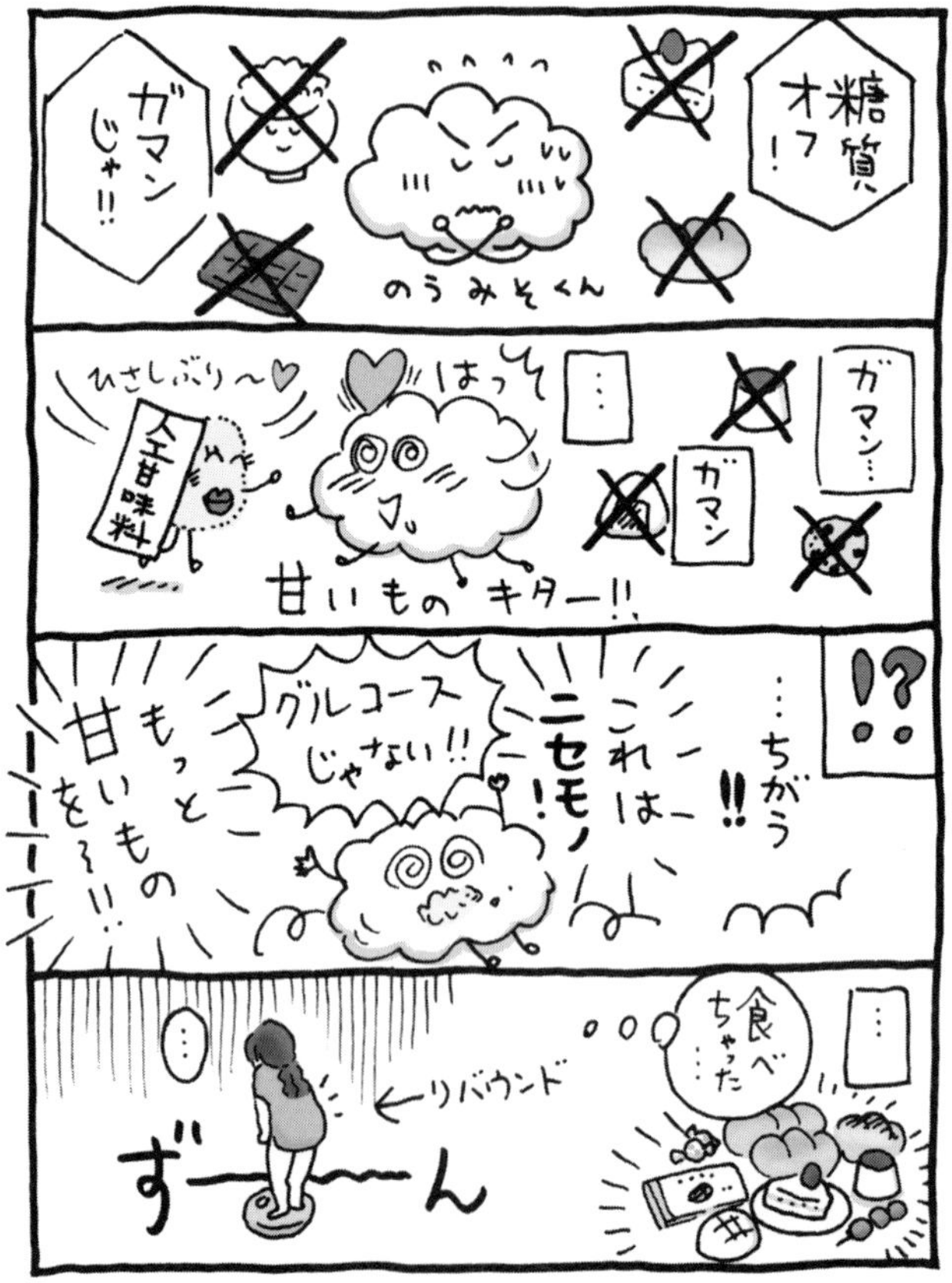

糖質オフ！
ガマンじゃ!!
のうみそくん
ガマン…
ガマン
…
はっ
ひさしぶり～♡
人工甘味料
甘いもの キター!!
!?
…ちがう!!
これは ニセモノ!
グルコースじゃない!!
もっと甘いものを～!!
…
食べちゃった…
←リバウンド
…
ずーーーん

なります。

その結果、我慢できなくなって高濃度のショ糖やパンなどが食べたくなり、やがてダイエットは失敗に終わって、リバウンドすることになるのです。

また、糖質オフでグルコース不足が続いていると、お米などの炭水化物に含まれるグルコースでは物足りなく感じるようになり、高濃度のショ糖や精製小麦製品がほしくなり、やがて甘味依存症となっていきます。

肥満に苦しんだ糖質オフの考案者

栄養学では、3大栄養素である炭水化物、脂質、タンパク質をバランスよく食べるよう推奨しています。この考えは今に始まったことではなく、日本で本格的に浸透したのは第2次世界大戦後ですが、明治時代にはヨーロッパから伝わってきています。この3大栄養素のバランスが崩れると、健康被害が起こって当たり前なのです。

アトキンス博士は、存命中、自身の著書がベストセラーとなり、財団までできましたが、実は、世界的権威のある科学雑誌や栄養雑誌に、アトキンス博士の論文は一度も掲載されていないという説もあります。

しかも、アトキンス博士は死亡時、高タンパク・高脂肪食のために肥満であり、その後、信用をなくした財団は閉鎖に追い込まれています。

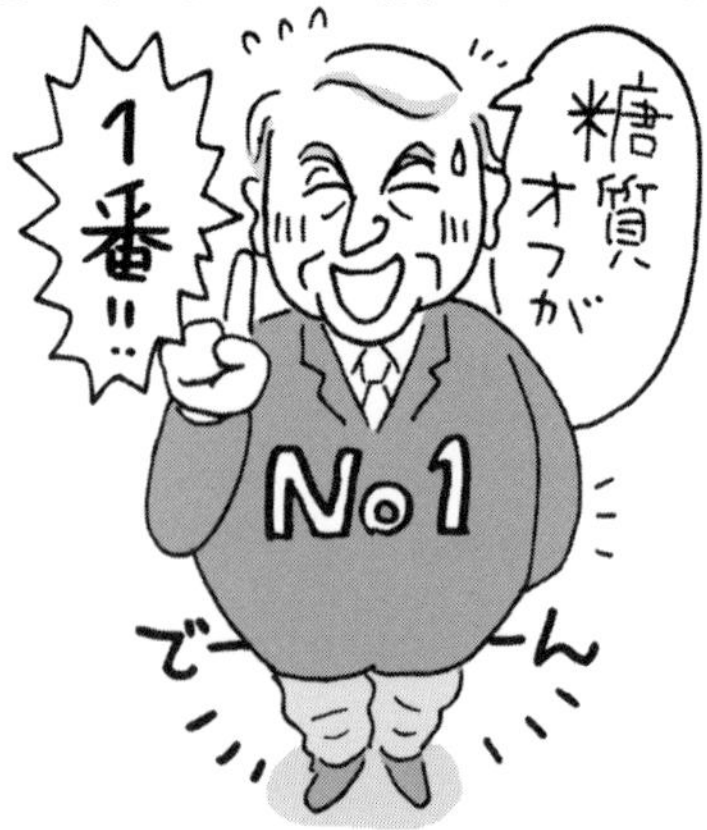

2～3週間だけ炭水化物を完全に抜けば、減量は一時的に成功します。その部分だけが、後年にまで残ってしまったのです。

糖尿病や肥満症など、短期間で減量をする場合は糖質制限が有効かもしれませんが、長期的に行うと、自分の脳をだまし続け、アトキンス博士のように結局は肥満で苦しむことになるかもしれません。

お米やいも類、未精製の雑穀などから、炭水化物をきちんと摂るように心がけましょう。**ポイントは糖質と食物繊維（レジスタントスターチを含む）がセットになっている炭水化物の摂取**です。

冷やごはんを美味しく食べるコラム②

曲げわっぱ

曲げわっぱのお弁当箱は日本の伝統工芸品として人気です。ごはんが冷めてもふっくらとしたままいただけます。天然木が適度に水分を吸って、それを循環させるので木製の「おひつ」と同じ機能があります。

本来は無塗装のものが主流でしたが油分に弱いのが弱点。最近は耐久性の高い漆塗りのものや、洗剤で洗えるウレタン塗装しているものも登場しています。

白木のものは2000円くらいからありますが、最高級品は秋田杉を使用しているもので、サイズにもよりますが、8000円前後です。電子レンジはタブーで、使い終わったらすぐにぬるま湯のみで洗ってしっかり乾燥させるなど、お手入れが大変な面もありますが、曲げわっぱのお弁当箱にごはんと残り物のおかずを入れるだけでもごちそうに見えます。

実際に天然木の殺菌効果や薫りのおかげで、冷蔵庫や電子レンジがなくてもお弁当が美味しくいただけるでしょう。

第4章

「冷やごはん」なら太らない

エネルギー摂取量が変わらないのに肥満者が多いのは

近年、肥満者が増えたので、現代人は昔の人と比べると、摂取エネルギーがかなり増えているのでは？　と思う方も多いでしょう。

でも、次ページの図を見ると、総摂取エネルギーの平均値は1975年がピークで、今とほとんど変わらないことがわかります。ピーク時の1975年でも、今より肥満者は少なかったのです。これは、摂取している栄養素や食事内容の違いということが一目瞭然です。

数値で見ると、タンパク質量もほぼ変わりませんが、1965年から肉食が本格的に一般家庭でも普及し、摂取量が増えています。また1975年以降はファストフードや外食の利用、中食《なかしょく》（お持ち帰りデリ、コンビニ）も増えています。

お肉はタンパク質食品ではありますが、同時に脂質もたくさん含む食品で

エネルギー摂取量の推移

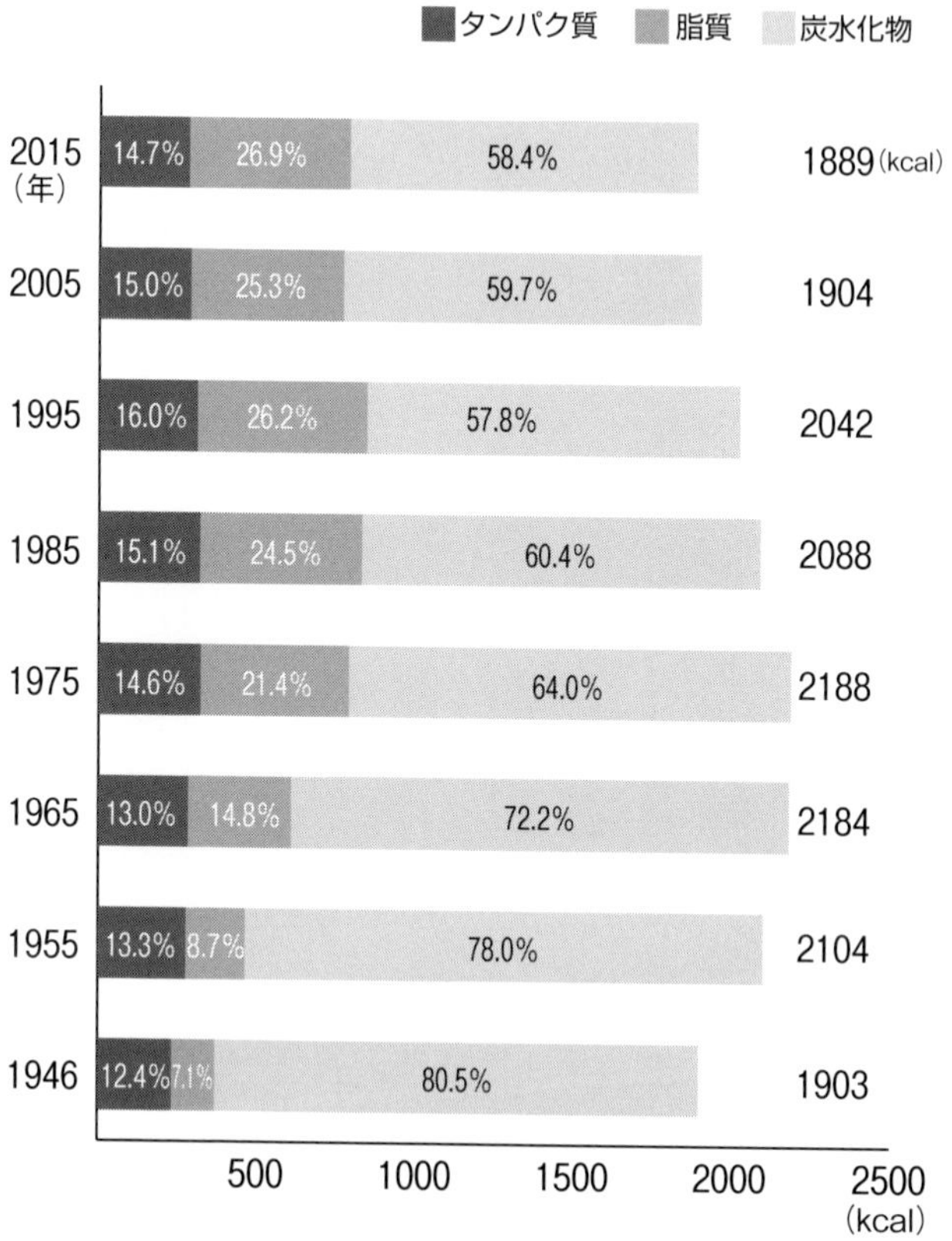

厚生労働省『平成28年度国民健康・栄養調査』栄養素等摂取量を元に作成

す。そしてファストフードや外食・中食では、脂質がたくさん入ったコッテリとした食品の摂取が増えます。パン食も、ごはんと比べると脂質がかなり高い食品です。

それに加え、和食離れにともなってお米離れが進み、摂取エネルギーは昔とそう変わらないのに、日本人は不要な脂質を摂りすぎて、肥満者が増えてしまったのです。

1955（昭和30）年代のはじめまでは、まだ一汁一菜が基本で、1回の食事も、ごはんが6割、おかずや汁物が4割という内容でした。今よりも炭水化物の摂取が多いのに、肥満が今ほど問題になることはありませんでした。こうした過去のデータを見ても、近年の糖質オフは矛盾があると思えませんか?

糖質オフでは炭水化物を控えて、おかずばかりを食べるように推奨されます。

たとえば、**おかずの量が今までと同じでも、炭水化物から得られないエネルギーを脂質から取り込もうとするので、体は脂質過多と判断する**のです。同時に、おかずの味付けを濃くしていなくても、**体は塩分の割合が増えたと判断し、体内に余計な水分が溜まってむくみなどが生じます。**その結果、おかずばかりを食べてごはんを抜くと、体が脂質と塩分過多だと判断して、血中コレステロール値が上がるなどして、高血圧や肥満、糖尿病など、生活習慣病の懸念が高まり、余計に不健康で太った人が増えてしまうのです。

1985年当初、厚生労働省は「健康づくりのための食生活指針」のなかで「1日30品目を摂ること」を目標にしましたが、その後、国民に肥満が増えたので、現在では削除されました。現在の目標は「**主食、主菜、副菜を基本に食事のバランスを**」になっており、そして「**ごはんなどの穀類をしっかりと**」も含まれています。

おかずだけ食べているとブヨブヨに？

皆さんは、ダイエット中に体重を測って一喜一憂することもあるでしょう。

もし、鏡を見て、体重が減ったわりに体がブヨブヨとしていたら、どう思うでしょうか？　逆に、体重はあまり変わっていなくても、体型がシャープになって、細く見えたら嬉しくありませんか？　女性の場合、男性ほど筋肉を意識していないかもしれませんが、これは筋肉が締まっているかどうかの問題です。

脂肪と筋肉の密度は当然違いますが、脂肪が０・９g／mlに対し、筋肉は１・１g／mlです。つまり、同じ重さであれば、脂肪のほうが体積は大きくなります。筋肉の多い人と脂肪の多い人で体重が同じ場合は、筋肉の多い人のほうが細く見えるということです。

糖質オフの観点では、とにかくタンパク質を摂れば、筋肉が増えるように錯覚しがちです。でも、せっせとタンパク質を補給しても、キレイな筋肉はつかず、それどころか炭水化物の不足によって、筋肉量を減らしてしまうのです。

そのカラクリを見ていきましょう。まず、炭水化物に含まれるグルコース

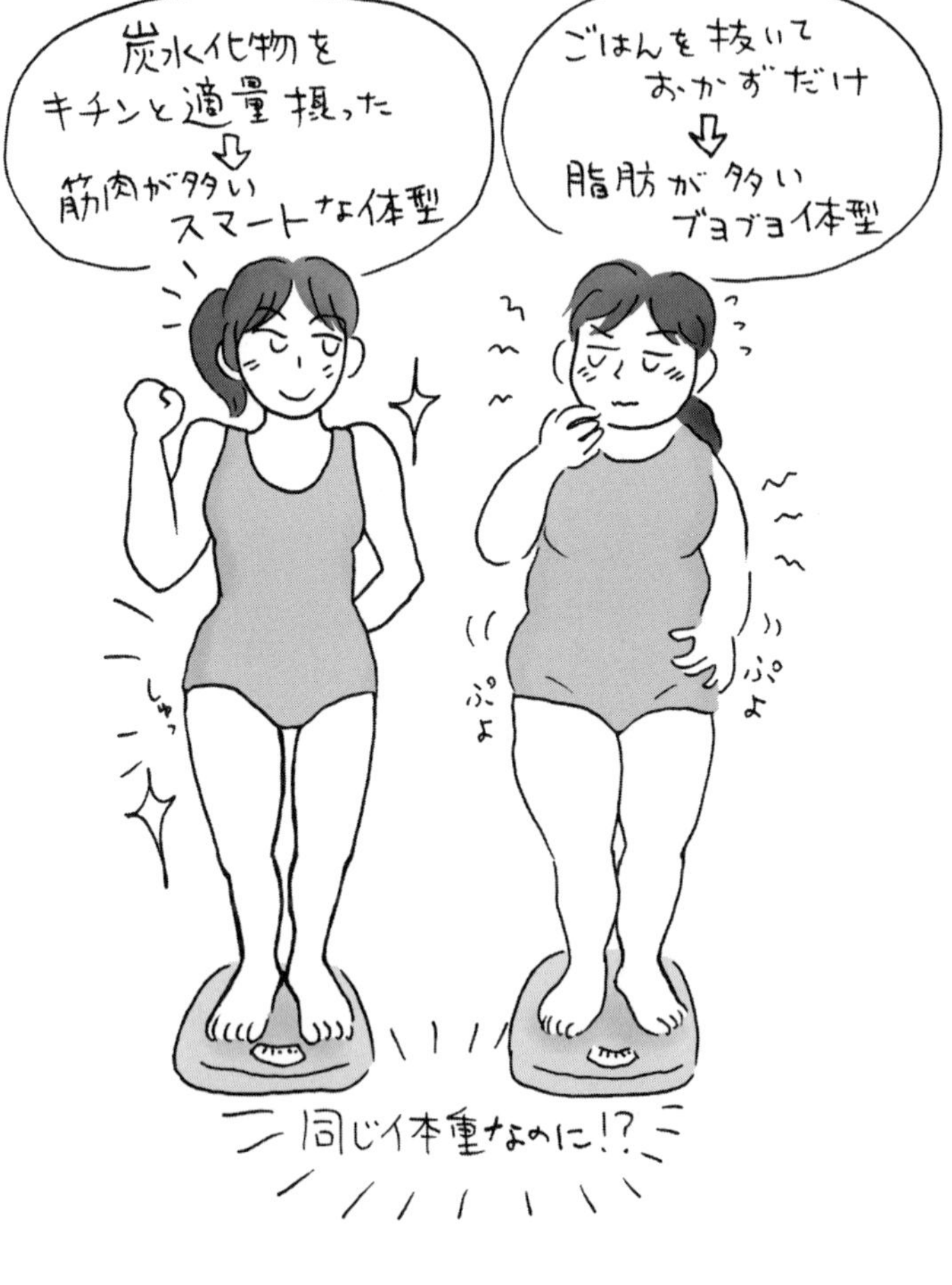
炭水化物を
キチンと適量摂った
⇩
筋肉が多い
スマートな体型
ごはんを抜いて
おかずだけ
⇩
脂肪が多い
ブヨブヨ体型
しゅっ
ぷよ
ぷよ
同じ体重なのに!?

（ブドウ糖）は、脳のエネルギー源の一つです。でも、炭水化物の摂取が少ないと、脳はエネルギーを確保できません。

そうすると脳は、次の手段として、グルコースが肝臓に蓄積された状態のグリコーゲンを使おうとします。その量はわずかしかないので、それも使い尽くすと、筋肉に蓄えられているアミノ酸を分解して糖に変え、脳のエネルギーとして使います。

このように、炭水化物を抜くと、どんどん筋肉は分解されて減り続け、タンパク質を補給したとしても、基礎代謝が低いので太りやすくなるのです。

くどいようですが、**グルコースを含む炭水化物**とはスイーツではなく、**糖質と食物繊維が一緒になったごはんやイモ類、雑穀**などのことです。

タンパク質は質が大事

79ページの「エネルギー摂取量の推移」の図をもう一度見てみましょう。

総エネルギー摂取量と同じように、タンパク質の摂取比率は昔も今も数値に変わりはありません。でも昔は、タンパク質を大豆製品や魚介類を中心とした脂質の少ない食品から摂取していて、ちゃんと炭水化物からもエネルギーを補っていました。

1965年以降は、それらに加え、肉類からもタンパク質を摂るようになります。肉類には脂質が多く含まれるうえ、焼く、揚げる、炒めるなど、調理でさらに油が加わります。こうして脂質が増えるとお腹が満たされるので、炭水化物の摂取量は自然と減っていきます。現代の糖質オフはこの「人体のクセ」をうまく利用しているので、炭水化物を抜いてもさほど空腹感を感じないのです。

ここで、代表的な魚と肉類のタンパク質量を見てみましょう。どちらも1食平均の1人分は約100gです。

摂取量の多いアジ、カツオ、紅サケなどのタンパク質量は、約20g／100

g、脂質は0・5〜4・5g程度です。

一方、牛・豚・鶏のモモ肉のタンパク質量は、魚と同じく約20g／100gですが、脂質は10〜17・5gとかなり高くなっています。

現代は、魚が苦手で、タンパク質は肉類からしか摂らないという人も増えています。タンパク質の摂取量を数値だけで見ると、魚を肉類に替えても問題ないように感じますが、**余分な脂質が増えるというデメリット**が出てきます。

肉類の摂取は、戦後、小柄な日本人の体格を豊かにしましたが、摂取が過多になると、コレステロール値の増加や、ガン細胞の増殖、頭痛の原因となるプロスタグランジンの刺激などの報告があります。毎日の常食とするには健康面でも危険ですから、週に数回程度に抑えておきましょう。

大豆製品とごはんは黄金コンビ

代表的なタンパク質食品に大豆製品があります。100g中のタンパク質量

食材のタンパク質と脂質の含有量

食材名	タンパク質	脂質
アジ・カツオ・紅ザケ	約20g	0.5〜4.5g程度
牛・豚・鶏のモモ肉	約20g	10〜17.5g
木綿豆腐	6.6g	3.0g
納豆	16.5g	10g
ごはん	2.5g	0.3g

（可食部 100g 当たりの含有量）

日本人の定番食である“納豆ごはん”は
質の高いタンパク質になる黄金コンビ！

は、魚介類や肉類ほど数値は高くないので高タンパク質食品とは言えないかもしれません。

しかし、**大豆とごはんの黄金コンビは、魚や肉類以上の〝質〟**になります。

木綿豆腐のタンパク質量は6・6g／100g程度ですが、納豆では16・5g／100gのタンパク質量になります。また、ごはんは炭水化物に分類されますが、2・5g／100gのタンパク質量があります。納豆ごはんは日本人が昔から食べていた定番食ですし、肉類のように余計な脂質もなく、しっかり炭水化物も食べられるので、理想的な組み合わせと言えるでしょう。

タンパク質食品は、その食品の重さがそのままタンパク質の重量となるわけではありません。魚や肉類なら、100g食べてもタンパク質量は20g前後、大豆製品やごはんもそれぞれでタンパク質量が異なります。

また、食品にはアミノ酸スコアというものがあり、これは体が必要な必須アミノ酸をバランスよく含む数値で100が最高スコアです。ほとんどの肉類や魚介類、卵はアミノ酸スコアが100となっています。

大豆製品やお米を含む穀類は、単品ではアミノ酸スコア１００を目指せません。でも、納豆ごはんのように大豆製品とお米がタッグを組めば、お互いに足りていない**アミノ酸を補い合って、アミノ酸スコアが１００になる**という特徴もあります。そして、お肉のように余計な脂肪がないので、質のいいタンパク質となるのです。

糖質オフは便秘になりやすい

糖質オフの落とし穴は前節でもふれてきましたが、ここで糖質オフと野菜についてもふれておきましょう。

糖質オフと並んで、「食べる順番ダイエット」も定着してきています。野菜から先に食べて、次にタンパク質食品、最後に炭水化物やスイーツ、という順番です。

これは空腹時に野菜の食物繊維が補えるので、理にかなっていると言えます。でも、糖質オフで野菜とタンパク質食品（脂質の制限なし）のみの食生活になると、炭水化物からの食物繊維がプラスされないので、**野菜だけの食物繊維では便量に足りず、便秘がち**となります。これではダイエットどころではありませんね。

国が定めた「日本人の食事摂取基準2015年版」での食物繊維の1日の目標量は、成人男性で20g、成人女性で18gとなっています。

でも、最新の2017（平成29）年度の「国民健康・栄養調査」の結果を見てみると、成人男性の1日あたりの食物繊維の摂取平均値は14・6g、成人女性では14・3gとなっています。**男性では5・4g、女性では3・7g、目標量に足りていない状態**です。

それを野菜に換算すると、毎日200gも多く野菜を食べなければいけない計算になります。小皿に盛った野菜の惣菜が平均70gなので、今の食事から3皿増やすのは大変なことです。

では、ごはんを抜かずに、ちゃんと食べておくとどうでしょうか。

レジスタントスターチはお米の品種や炊飯器によって数値は異なりますが、平均して１００gの冷たいごはんに２・６％出現すると考えられています。すなわち１００gあたりの冷たいごはんから２・６gの食物繊維が摂れるということです。

ごはん一膳の平均は女性で１４０g、男性で２００gなので、日本人が足りない食物繊維は、ごはん一膳で解消される計算となります。

・女性の場合：冷たいごはん１４０g→**３・６g**

・男性の場合：冷たいごはん２００g→**５・２g**

なんだか運命を感じるぐらい近い数値ですよね。

これはごはん一膳分の数値ですが、必ず三度の食事のうち、一度は冷やごはんを取り入れておくことをおすすめします。さらに毎食取り入れれば、ムリに野菜を大量に摂取しなくても、ラクに食物繊維を補えることになります。

これでも糖質オフにこだわり、ごはんの摂取をセーブしますか？

冷たいおにぎりなら食後の睡魔もなし！

食後高血糖は各疾病への懸念もありますが、イライラや集中力の低下など、精神を乱す一因にもなります。そして昼食後に眠くなる、という声をよく聞きますが、これも食後高血糖の影響です。体が低血糖状態になると睡魔が襲ってくるからです。

それを防ぐためには、前節でもふれた「食べる順番ダイエット」のように、空腹時に野菜から食べることです。とは言っても、状況によって、必ずしも野菜が食べられるとは限りません。

もし、おむすびだけの食事なら、オフィス内でも、移動中の車の中でも、簡単に片手で食べることができます。

糖質オフの流行により、このおむすびだけの食事は食後高血糖が懸念され、警鐘を鳴らしている書籍などが増えました。実際はどうでしょうか？

炊き立てごはんで作った温かいおむすびを空腹時に食べると、食後高血糖の心配があるかもしれませんが、おむすびはほとんどの場合「冷たいごはん」です。**冷たいごはんにあるレジスタントスターチは、体内で分解されないので、インスリン値は上昇せず、結果として血糖値に問題は起こりません。**

それに、おむすびには海苔をはじめ、梅干しやおかか、昆布、サケなどの具も入りますし、雑穀入りごはんのおむすびも登場しています。これらを食べても血糖値の上昇は緩やかなので、食後高血糖の懸念は少なく抑えられます。

さらに食後の睡魔も抑えられますが、満腹状態では体が消化作業にエネルギーを使うため、眠くなりやすくなります。ですので、腹八分目も睡魔を防ぐ有効な手段です。温かいごはんを冷やごはんにすることと併用してみましょう。

栄養バランスの黄金比「ごはん6割おかず4割」

ごはんを食べずに、おかずばかり食べていると、体は脂質過多になるとお話ししましたが、**脂質自体が悪いわけではありません。**今までと同じような内容のおかずを食べているのに、ごはんを抜いてしまうと、食品から得る脂質量は同じでも、体内では炭水化物の比率が減るため、脂質の比率が高くなって脂質過多となります。つまり、栄養バランスが崩れるから、代謝が悪くなり、やせにくくなっているのです。

栄養のバランスは、厚生労働省の「日本人の食事摂取基準」によると、炭水化物60％以上、タンパク質15％、脂質25％以下となっています。つまり**ごはん6割、おかず4割が黄金比**ということになります。

栄養バランスは3大栄養素のそれぞれの合計で100％となります。6割を占めるべきごはんが抜けてしまうと、多くの病気の原因となる「高脂肪・高タ

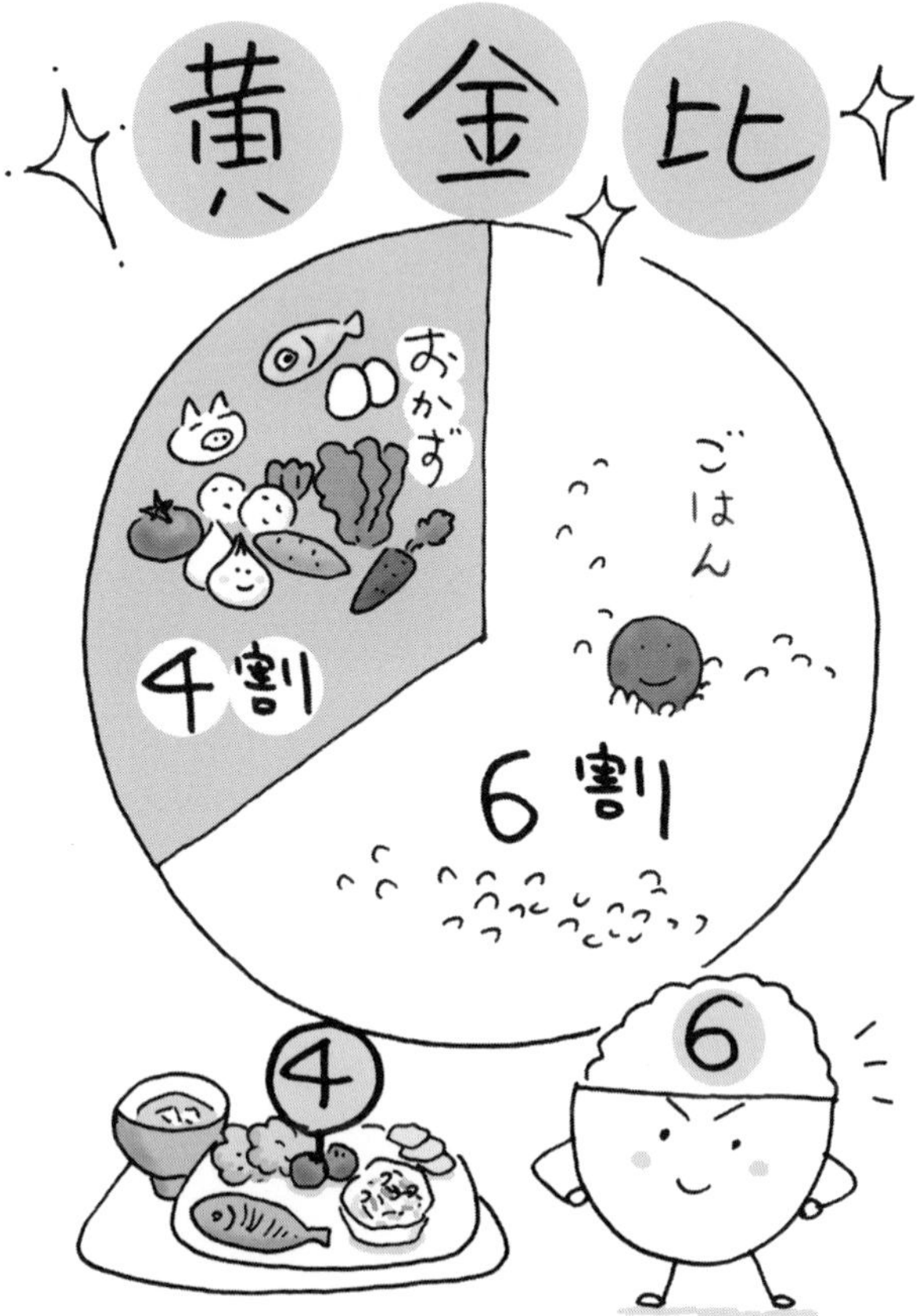
黄金比
おかず
4割
ごはん
6割
4
6

ンパク」となることがわかるでしょう。実際には、ごはんを抜いても、おかずの食品にも炭水化物が含まれることがあるので、炭水化物がゼロにはなりませんが、黄金比は大幅に崩れることになります。

そこで、6割の炭水化物を取り入れる食事内容に改善するわけですが、6割すべてを温かいごはんにせず、冷たいごはんを取り入れるようにしてください。

温かいごはんを食べたいときは、雑穀ごはんや炊き込みごはんにすると、他の食材が血糖値の急上昇を抑えてくれるので、食後高血糖が防げます。

また、一汁三菜が推奨されていますが、現代の日本人は食べ過ぎの傾向があります。昔から「腹八分目に医者いらず」と言いますが、オフィスワークが多く、世界一「座りすぎ」と指摘されている現代の日本人は運動不足のため、腹六分でも十分でしょう。

おかずを1品減らしても大丈夫

一汁三菜は、ごはんにプラスするおかずと汁物の内容を指しますが、豪華にしすぎる必要はありません。たとえば、雑穀ごはんや炊き込みごはんにした場合は、雑穀や具の野菜類があるので、副菜を1品減らしても大丈夫です。汁物も具だくさんの味噌汁やスープにすると野菜が摂れるので、そのときも副菜を1品減らせます。

野菜をたくさん食べると健康に良いように思いますが、ドレッシングや調味料などの油脂類が増えると、かえって塩分過多、脂質過多の原因になるので、ムリに野菜をプラスする必要はないでしょう。

主菜（メインディッシュ）は肉類か魚介類を80～100g程度です。肉類は野菜を多く使ったおかずにすると、主菜と副菜を一緒にできるので、ここでも1品減らす工夫ができます。魚は切り身1切れ、サンマやアジなら1尾で適量です。その場合は、副菜に野菜を使った小鉢をつけるといいでしょう。

ポイントはごはん6割を実現するために、今まで食べすぎていたおかず類のうち、何を効率よく減らし、食べ過ぎを防ぐかという「**省略の食生活**」です。細かい栄養計算や、カロリーを気にしすぎる必要はありません。その結果、**あなたの体重とともに、食費もダイエットできる**でしょう。

食事は楽しみの一つでもあるので、冷やごはんを中心にして、楽しめる献立にしましょう。具体的な例は第5章でお伝えします。

焼肉やトンカツなどの外食もごはんを冷まして

さて、炭水化物を6割にし、腹八分にすることが望ましいですが、外食で焼肉やトンカツ、串揚げ、天ぷらを食べる日もあるでしょう。ここでも、栄養バランスの黄金比を思い出してください。

脂がコッテリのものを食べたときほど、お腹がいっぱいになりやすく、カロリーも気になると思います。でもこういうときこそ、ごはんは抜かずに食べたほうがいいです。

3大栄養素のバランスは、脂がコッテリの主菜のときほど、炭水化物の比率が減って体が高脂肪になります。毎日でなければ神経質になる必要はありませんが、このような食事のときはごはんを少し早めに頼んで、冷ましてから食べるようにしましょう。

冷たいごはんのレジスタントスターチに、体に吸収される前に脂質を追い出すお手伝いをしてもらうのです。食べすぎた日があったとしても、翌日すぐに太るわけではないので、できるだけ早く油を追い出してしまいましょう。

近年、ヒトゲノム解析などが進み、人種による腸内細菌の特徴もわかってきました。**日本人の腸内細菌は、炭水化物やアミノ酸の代謝を得意**とします。

その反面、エネルギー代謝は不得意です。脂質は3大栄養素のなかでエネルギー比率がもっとも高いので、**日本人は脂質の代謝が不得手**ということになります。

肉類はタンパク質食品ですが、同時に脂質も多く含んでいます。**日本人は他の国の人たちよりも肉類や揚げ物が多いと太りやすい**ことを、頭の片隅に記憶しておきましょう。

体に「悪い油」

脂質が多いと太りやすくなると述べましたが、食事から油を一切抜いてしまうと、肌がカサカサになります。60兆個もある細胞の材料にも脂質が使われているので、体のあちこちで不調も生じます。

ここで、体に「悪い油」と「良い油」について見ていきましょう。

もっとも避けたい油の代表は、「トランス脂肪酸」です。

諸外国ではトランス脂肪酸を含む食品の製造を禁止している国もありますが、日本では、1日の目標量（エネルギー比1%未満）が決められており、注意喚起が促されていますが、禁止はされていません。トランス脂肪酸が世界的に「悪い油」とされるのは、悪玉と呼ばれるLDLコレステロールを増やし、心臓疾患のリスクが高まるという報告があるからです。

近年、日本の各食品会社もトランス脂肪酸の使用を抑えてきてはいますが、皆さんがよく口にするもののなかに、かなりの割合で含まれています。

マーガリン、ショートニング、生クリームやコーヒーにつくポーションクリームなど（加工植物油脂）、市販のマヨネーズ、そしてこれらを利用したパン、ドーナツ、洋菓子、スナック菓子などです。マーガリンやポーションクリームを控えているつもりでも、菓子パンやスナック菓子などでトランス脂肪酸を口にしていることが多いのです。

世界的にも「悪い油」とされているトランス脂肪酸は、価格が安いため大量生産しやすく、製造コストの削減にもつながるので、なくなることはないでしょう。皆さん自身が、賢く、食品の選択をしなければいけないのです。

次に体に悪いのが、「**酸化した油**」です。

揚げ物や炒め物、スナック菓子にはリノール酸を多く含んだ油が使われています。リノール酸自体は必須脂肪酸の一つなので、体に悪いわけではありません。ただし、酸化しやすいので、酸化した状態で体内に入っても、体の余分な脂肪として蓄えられて太るだけなので、摂りすぎないことが大切です。

そして肉類や魚介類にも脂肪が含まれているので、加熱調理後、時間が経ちすぎると「酸化した油」となってしまいます。また市販の惣菜や、自炊したおかずでも、何度も温め直しているものは、「酸化した油」を摂っていることになります。

こうして日ごろから無意識に悪い油を摂っていると、体内の脂肪が燃えにくい体質になり、太りやすくなります。**ごはん6割を心がければ、余分な油を摂る割合も減っていく**でしょう。

体に「良い油」

次に、「良い油」とはどういうものをいうのでしょうか？

脂質はエネルギー比率が３大栄養素のなかでもっとも高いので、大量に摂る必要はありません。質のいい油を適量だけ摂るのが理想的です。

良い油とは、**体内の脂肪燃焼作用を高めたり、細胞や皮膚など体の各器官をつくる材料**となります。

植物性油脂には、オメガ３系と呼ばれる亜麻仁《あまに》油、エゴマ油、オメガ９系のオリーブオイル、そしてオメガ６系のゴマ油などがあります。

これらの油も加熱すると酸化します。特にオメガ３系の亜麻仁油、エゴマ油は加熱すると脂肪燃焼作用などの効能がほぼなくなるので、加熱しないで使いましょう。

植物性油脂のなかで加熱しても酸化しにくいと考えられているのが、エキストラバージンオリーブオイルです。まったく酸化しないわけではありませんが、炒め物などはサラダ油の代わりに使うといいでしょう。

食品から摂れる油は、大きく分けて飽和《ほうわ》脂肪酸と不飽和脂肪酸に分けられます。植物性油脂は不飽和脂肪酸に分類され、さらにオメガ3系、6系、9系と分類されます。

魚介類の油は、不飽和脂肪酸です。特に背の青い魚（サンマ、イワシ、アジなど）にはオメガ3系が多く含まれます。オメガ3系は脂肪燃焼の他、脳機能に良いことでも知られます。魚介類は一部のものを除き、全般に肉類よりも脂質は少なめです。

そして飽和脂肪酸は、肉類や乳製品に含まれます。飽和脂肪酸は悪い油ではありませんが、冷えると固まりやすい特質があります。このため、飽和脂肪酸は油ではなく「脂」と表現されます。

不飽和脂肪酸と比べて酸化しにくい点が長所ですが、摂りすぎると血中の脂質を増やし、生活習慣病の原因になります。また、肉類はサラダ油など酸化し

体に「良い油」

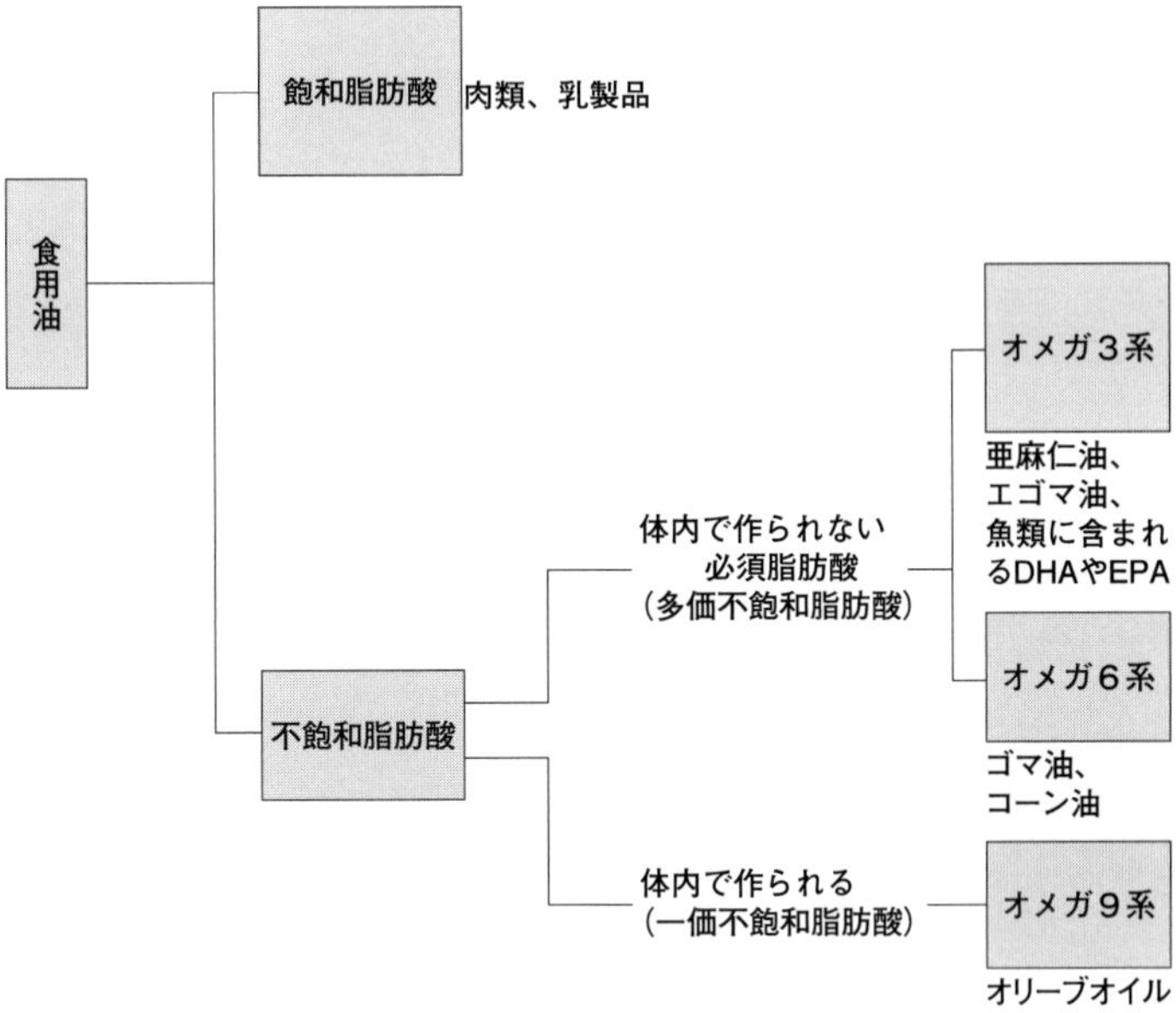
食用油
飽和脂肪酸
肉類、乳製品
不飽和脂肪酸
体内で作られない
必須脂肪酸
（多価不飽和脂肪酸）
オメガ３系
亜麻仁油、
エゴマ油、
魚類に含まれ
るDHAやEPA
オメガ６系
ゴマ油、
コーン油
体内で作られる
（一価不飽和脂肪酸）
オメガ９系
オリーブオイル

やすい油で調理することが多いので、「悪い油」になりやすいのです。

肉類は酸化しにくい点では「良い油」ですが、食べ過ぎないように注意しましょう。


近年、ごはんと油脂類を一緒に食べると、油がごはん粒をくるみ、温かいごはんでもレジスタントスターチが出現することもわかってきました。牛丼やカツ丼、チャーハンあたりが該当メニューでしょうか。

ごはんと一緒なら、「悪い油」も「良い油」に変身できるのかもしれません。

これも、ごはんを抜いてしまう糖質オフでは実現できない、レジスタントスターチの魔法なのです。

第5章 ごはんと相性のいい食べ物

「まごわやさしい」の合言葉

和食はごはんを中心とした一汁三菜が基本ですが、まだ食べ物の種類が少なかった時代は一汁一菜の粗食でした。

でも、日本を代表する発酵食や漬物文化が根付いており、「まごわやさしい」という食材の頭文字で分類されるのをご存知でしょうか。

「ま＝豆」：豆類や大豆製品

「ご＝ごま」：種実類（ナッツ類）

「わ＝わかめ」：海藻類

「や＝野菜」：葉野菜、イモ類を除く根野菜、漬け物、梅干しなど

「さ＝魚」：魚介類全般

「し＝しいたけ」：きのこ類全般

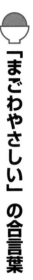

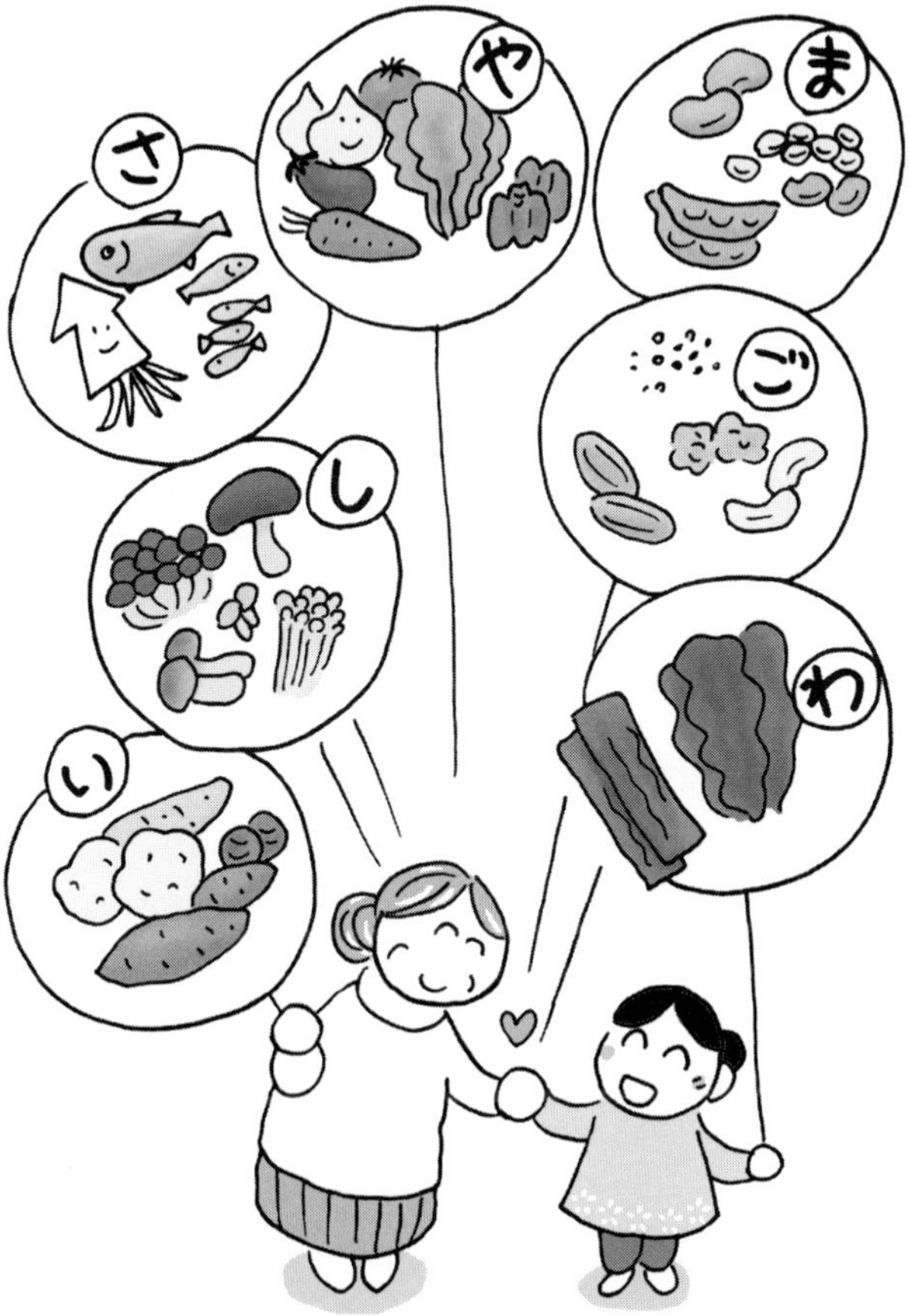
さ
や
ま
ご
し
わ
い

「い＝いも」：イモ類全般

これら七種類の食材に加え、雑穀と緑茶も日常的によく利用されていました。

昔の食生活に戻しましょう！　と言っているのではありません。これらの七つの分野から、どれか一つを補える汁物やおかずを考えればいいのです。そして**「ごはん6割おかず４割」**のルールを守れば、細かな栄養計算をしなくても、バランスが取れていくでしょう。

「ま」豆・大豆製品

豆類は大豆、小豆、黒豆、金時豆、白インゲン豆、ヒヨコ豆と種類も多くあります。豆類は、良質な植物性タンパク質が含まれています。

タンパク質は体内に入ると、一度アミノ酸に分解されます。人間には、体内で合成できない8種類の必須アミノ酸があり、食事から毎日補う必要があります。

実は、豆類のアミノ酸は、肉類や魚介類のように8種類の必須アミノ酸が揃っていないので、アミノ酸スコア100にはなりません。ごはんにもタンパク質が含まれていますが、ごはんの必須アミノ酸も8種類揃っていないのです。

でも不思議なことに、**豆類にはない必須アミノ酸がごはんに含まれ、ごはんにはない必須アミノ酸が豆類に含まれているので、一緒に食べると必須アミノ酸が揃う**のです。

ごはんと味噌汁、ごはんと納豆、そしてごはんに豆腐や煮豆のおかず、などの食事は、理にかなった黄金コンビだったのですね。

豆類は種類によって含まれる栄養成分が異なりますが、総じて、ごはんには不足しているビタミンB群、カルシウム、マグネシウム、鉄、亜鉛などのミネラルが含まれます。そして、食物繊維も含むので、野菜が不足したときにも便利です。また、サポニンという成分は血流をサラサラにし、脂質代謝の働きも促してくれます。

豆類の種類によって、機能性成分が加わるので、特徴を見てみましょう。

▼大豆・大豆製品

大豆製品は、他の豆類よりも取り入れやすく、意識していなくても、1日一種類ぐらいは口にしているのではないでしょうか。納豆や味噌、醤油、豆腐、湯葉、高野豆腐など、なじみのある食材が勢揃いしていますね。大豆そのものを食べる納豆や煮豆、煎り大豆もありますが、主に発酵食品、加工食品として昔から親しまれています。

大豆には、女性ホルモンのエストロゲンに似た働きをする「イソフラボン」が含まれ、女性に多い不調やイライラの予防になるでしょう。

また、高野豆腐は豆腐を凍らせてから乾燥させたものですが、その過程で「レジスタントプロテイン」という物質が生まれます。レジスタントスターチのタンパク質版で、同様に食物繊維様として働く注目の成分です。

▼小豆・黒豆・金時豆

鮮やかな小豆色、黒光りした黒豆、赤茶色の金時豆。**これらはポリフェノールの一種、アントシアニンによるもので、肌や体内の老化を防ぐ抗酸化作用に優れています。**

小豆は赤飯、小豆粥など、おめでたい席でごはんやもち米と一緒に調理されてきました。黒豆や金時豆はお節料理のイメージがあるかもしれませんが、幕の内弁当には必ず片隅に添えられている伝統的なおかずです。

こうした豆類は甘めに煮てあることが多いので、お弁当に入っていても、おかずというより箸休めという感じかもしれませんが、残す人は少ないでしょう。よく噛まなくてはいけないので、早食いも防げます。

▼白インゲン豆、ヒヨコ豆

大豆をはじめ、白インゲン豆、ヒヨコ豆のような白っぽいクリーム色をした豆には、**「フラボノイド」が含まれ、こちらも抗酸化作用に優れています。**

白インゲン豆は通称「白豆」のことです。黒豆や金時豆と同様、お節料理やお弁当の付け合わせになっています。

ヒヨコ豆は、近年の中東料理ブームで、よく見かけるようになりました。中東料理では、古くからトマトで煮込んだヒヨコ豆を、ごはんにかけて食べる風習があります。国が違っていても、ヒヨコ豆は昔ながらのごはんと相性のいい豆類だったのです。

「ご」　ごま・種実類（ナッツ類）

ごまは、和食では混ぜごはんやチラシ寿司のトッピング、ごま煎餅など、お米と共に親しまれた代表的な種実類です。ピーナッツは落花生という別名で昔から食べられており、青菜の和え物や、おやつに取り入れられていました。今ではアーモンドやカシューナッツ、ピスタチオなど、さまざまなナッツ類が食べられるようになりました。

ナッツ類の特徴は、**抗酸化成分であるビタミンEと、上質の油脂類**、そして**整腸作用のある食物繊維が多い**ことです。カロリーが高く、酸化しやすいというのが難点ですが、大量に食べるわけではないので、少量で栄養成分が凝縮された優秀な食品です。

他に**排便促進効果が期待できるマグネシウム、造血や貧血予防となる鉄、抗酸化作用のあるポリフェノール**も含まれます。

特にごまには「セサミン」という特有の成分があります。セサミンもポリフェノールの一種ですが、**血行不良や動脈硬化予防が期待**でき、**コレステロール値を正常にするなどの働き**もあります。漢方の世界では黒ごまは冷えやめまいの改善と、肌や髪の調子を整える作用、白ごまは乾燥肌、肺の不調、加齢トラブルに効くと伝わっています。

冷やごはんにごまをかけると、ごま特有の風味で美味しさを引き立ててくれるでしょう。

「わ」 わかめ（海藻類）

日本人は、世界で唯一、海藻を消化できる腸内細菌を持っており、20万年以上もかけてご先祖から受け継がれています。

ごはんと共にいただく味噌汁の具は、わかめが代表的でしょう。また味噌汁の出汁《だし》には昆布も使われています。そしておむすびや巻き寿司に欠かせない海苔、ひじきの煮物、和菓子には寒天と、和食にはさまざまな海藻が使われているのです。

海藻には旨味成分「**グルタミン酸**」が含まれ、かつお節の旨味成分「**イノシン酸**」と共に、出汁文化を生んできました。両者には**疲労回復作用**もあります。和のお惣菜は出汁で煮込んだものが多いので、知らない間に海藻エキスを摂っていることも多いでしょう。また塩昆布はおむすびの具としても人気があります。

他に海藻に含まれる成分として、**整腸作用を促す水溶性食物繊維のフコイダン**、また代表的なミネラルとして**ヨウ素**があります。**ヨウ素は糖質、脂質、タンパク質のすべてを代謝する作用**があります。

海藻はアルカリ性食品となるので、肉類やインスタントなどの加工食品をよく食べる人は、体内が酸性に傾きやすいので、しっかりと摂取しておきましょう。

「や」 野菜

ハウス栽培が普及し、今では年中、さまざまな野菜を楽しめるようになりましたが、野菜を栄養価の高い状態でいただくには、やはり旬の時期が一番。収穫量が多いので、お値段もリーズナブルです。

野菜はその時期に応じて、体の不調ケアに応えてくれる成分も入っているので「自然の摂理」はとてもよくできています。たとえば春なら花粉症を予防してくれるイソチオシアネートなどの成分を含んだ菜の花、夏なら体を冷やす水分量の多いなすやきゅうり、秋なら滋養力を高めるきのこ類、冬なら体を温める作用のある根菜類などです。

厚生労働省では、**野菜の摂取量を1日350gとしており、そのうち120gは色の濃い緑黄色野菜、残りを淡色野菜で摂る**ように推奨しています。

野菜は、食物繊維を摂取できる目的もありますが、**ビタミンやミネラルの補給、そして免疫力を高めるファイトケミカルなど機能性成分の摂取目的**もあります。

これらの栄養成分は炭水化物、タンパク質、脂質の3大栄養素が体内で使われるときに、その消化や吸収、代謝などのお手伝いをしてくれます。

そのため、いくら冷たいごはんのレジスタントスターチが食物繊維の代わりになるといっても、ごはんには野菜ほどのビタミンやミネラルが含まれないので、副菜として、その栄養価を高める食べ方を知っておきましょう。

▼漬け物

食の欧米化が進むまで、日本人はサラダを食べる習慣がなく、生野菜は塩と共に、糠《ぬか》や酒粕《さけかす》、麹《こうじ》などに漬ける「漬け物」として食べられていました。

塩分が多くなるので、たくさんは食べられませんが、**生野菜に含まれる酵素と塩で発酵が進み、植物性乳酸菌が生まれ、日本人の腸内細菌を守ってきました。**

代表的な漬け物「ぬか漬け」の原料は、玄米から精米するときに出る糠です。糠はビタミンB1が豊富ですが、玄米食のように直接食べず、野菜を漬けるためだけに使われます。たとえば大根は、生のものよりも、ぬか漬けにするとビタミンB1の量が15倍に増えるなど、野菜の栄養価を高める働きがあります。

酒粕に漬ける「奈良漬け」、甘麹に漬ける「べったら漬け」、大根を干して燻《いぶ》した「いぶりがっこ」など、日本各地に伝統的な漬け物が残されています。

お弁当やおむすびセットを買うと、必ず2～3切れの漬け物がついていますし、定食や懐石料理でいただくごはんにも「香の物」として小皿に添えられています。韓国のキムチや中国のザーサイも漬け物の一種ですが、やはりごはんとセットで食べられていますね。

漬物は、ごはんと一番相性のいい野菜の食べ方と言えるでしょう。

▼梅干し

梅の実は青梅として初夏に収穫されますが、そのままでは毒性があって食べられません。そのため数か月間、塩と一緒に漬け、赤紫蘇《あかじそ》などで色付けされ、最後に天日干しにし、やっと食卓に並ぶようになります。梅干しも発酵食品の一つで、保存料を入れなくても1年以上保存できる優れものです。

その秘訣は、保存性や殺菌、腐敗予防の他、体内では疲労回復作用や整腸作用が期待できる有機酸が勢ぞろいしていること。

梅干しは昔から「医者いらず」と言いますが、その薬効は、平安時代の医学書『医心方《いしんぽう》』にも明記されていて、鎮咳《ちんがい》、解熱、解毒、発汗、利尿、健胃、精神安定と説かれています。当時は栄養学などまだありませんでしたが、これだけ人々の不調を改善してきたという歴史があったのです。

風邪を引いたときに、おかゆと梅干しだけで過ごすと回復が早いと言いますが、納得できますよね。

※梅は分類上、木の実で「果物」になりますが、本書では野菜の節に入れています。

▼青い葉の野菜

和食では、春は菜の花、夏はつるむらさき、秋冬は小松菜、ほうれん草、水菜、春菊などの青い葉の野菜が昔からよく食べられています。軽く茹でて、ゴマ和えやお浸しにするのが代表的な食べ方です。

これらの野菜はアクが強く、生の状態だとシュウ酸があるので、加熱処理後に調味します。一方で**β-カロテンが多く緑黄色野菜となるので、体内ではビタミンAと同じように働き、免疫細胞や各器官の粘膜を健康に保つ働き**があります。そして造血や血行促進作用のある葉酸や鉄など、どれもごはんには足りない栄養成分です。

軽く茹でて調理される青菜のお惣菜は、かさが減るので、見た目は少なくても、野菜の摂取量を増やすことができます。他に焼き飯やリゾット、ドリアなどにアレンジして、ごはんと青菜を楽しんでもいいでしょう。

海外から入ってきたチンゲン菜やモロヘイヤなどもこの類の野菜に入ります。

▼根菜類

秋冬に多く出回る根の部分を食べる野菜である、大根、ごぼう、生姜、れんこん、にんじんなどは、土の中で育つため、体を温める作用があり、食物繊維が豊富です。

・大根

漬け物や切干大根など、昔から保存食として重宝されていました。切干大根は、生の大根を天日干しにしている間に、独特の甘味も生まれます。また**骨を維持するのに大切なカルシウム、貧血予防や造血作用のある鉄など、生の大根にはない栄養成分が生まれています。**切り干し大根の煮物はお惣菜コーナーでも人気で、栄養価も高いので副菜には最適です。

・ごぼう

実は、明治時代ごろまではごぼうの旬は夏でした。初夏に出回る「新ごぼう」は秋冬のものより水分が多くやわらかいのが特徴です。**水溶性・不溶性、両方の食物繊維量は野菜のなかでもトップクラス**です。金平ごぼう、ごぼうの太煮は、甘辛く煮つけてあるので、ごはんと一緒に「口中調味《こうちゅうちょうみ》」としていただくといいでしょう。

・生姜

生姜の甘酢漬けはお寿司でおなじみです。カツオのタタキにも生姜が使われますが、**魚介類の臭み消しと食中毒予防**として食べられています。ちらし寿司や丼物には紅生姜が添えられており、生姜もごはんと縁のある野菜です。

生姜独特の香りは、機能性成分のジンゲロールやショウガオールによるもので、これらに殺菌や解毒作用があります。咳止めとしても知られ、すりおろした生姜をお粥や混ぜごはんに入れていただくと風邪予防や改善に役立つでしょう。

・れんこん

秋冬が旬で、筑前煮や巻繊汁《けんちん》の具として、ごはんのおかずに欠かせない日本の伝統野菜です。昔から**咳や喘息の養生食**としても食べられていました。特に皮に機能性成分が多いので、皮ごといただくようにしましょう。

れんこんの皮には黒い斑点がありますが、これは**カテキン**によるもの。**花粉症などのアレルギーを抑える作用が報告**されています。他に**タンニン**というポ**リフェノールも含まれ、消炎や止血が期待**できます。

そしてレンコンを切るとネバネバするのは、オクラや納豆と同様に**ムコ多糖類**によるもの。**胃を保護して、各器官や皮膚の粘膜を健康にする作用も期待**できます。野菜には珍しい**ビタミンB12も含まれているので、造血作用も見込め**

野菜の四季

夏

なす、オクラ、ピーマン、パプリカ、枝豆、きゅうり、トマト、ズッキーニ、しそ、ゴーヤ、トウモロコシ、みょうが、モロヘイヤ、つるむらさき、ししとう

特徴：果菜類の季節。体を冷やし、夏バテ予防となるカリウムが豊富。

春

菜の花、山菜、筍、ふき、うど、アスパラ、そら豆、新玉ねぎ、新じゃがいも、キャベツ、スナップエンドウ、セロリ、グリーンピース、クレソン

特徴：野菜の新芽、新葉が多い。ほのかな苦味や柔らかい食感、甘味が特徴。

冬

ほうれん草、小松菜、生姜、ネギ、白菜、春菊、大根、ごぼう、里芋、ニラ、水菜、ブロッコリー、カリフラワー

特徴：根菜類や葉物野菜の甘味が増す。全体に身体を温める作用が期待できます。

秋

かぼちゃ、さつまいも、れんこん、チンゲン菜、蕪、じゃがいも、にんじん、きのこ類

特徴：根や茎の野菜が多い。加熱するとデンプンが増し、消化しやすくなり、健胃に。

るでしょう。

・かぼちゃ

収穫の旬としては夏ですが、カットせず丸ごと常温で保存すると秋冬まで日持ちします。収穫してすぐの夏場は、まだ熟していないので水っぽく、煮物にしてもホックリ感が味わえません。秋冬は熟して糖度が上がり、秋の味覚、そして冬至でも食べられています。かぼちゃの煮つけも和食の代表的な副菜です。

鮮やかな濃い黄色はβ―カロテンが多い証で体内でビタミンAに変換されます。またビタミンCやEも多く、この三つで**ビタミンACE《エース》「美容のビタミン」**と呼ばれます。**皮膚粘膜を健康に保ち、抗酸化作用も望めます。**

かぼちゃは**加熱するとデンプンが生まれて甘くなります。**そのデンプンが**ビタミンCを包むので、かぼちゃのビタミンCは加熱しても壊れにくい特徴**があります。

特にオススメの野菜だけをピックアップしましたが、125ページの表に、四季の野菜（きのこ類、いも類も含む）をまとめましたので、参考にしてください。

「さ」魚

ごはんにもタンパク質は含まれますが、それだけでは1日に必要なタンパク質量は補えません。魚から良質なタンパク質を摂取しておきましょう。

日本はお米と共に、魚を食べてきた民族なので、野菜と同様に魚介類の旬も大切にされています。養殖よりも旬のものは、脂が乗って栄養価が高いので、各季節の代表的な魚介類を知っておくと便利です。

▼魚介類の四季

・春：タイ、カツオ、キス、サワラ、ニシン

・夏：アユ、アジ、ハモ、ウナギ、アワビ、イサキ
・秋：サンマ、サバ、サケ、スズキ、ウニ、イワシ
・冬：フグ、ブリ、タラ、アンコウ、ヒラメ、カレイ

和食では焼き魚や煮魚の他、ごはんと一緒に食べるお寿司やちらし寿司、海鮮丼、鰻丼がおなじみです。お寿司や丼ものは、鰻を除いて、冷やごはんと一緒にいただくので、野菜が不足してもよく噛んで食べるとダイエット食になるでしょう。

▼青背魚

特にごはんのおかず（主菜）としてオススメなのが、**背の青い魚**です。ニシン、アユ、アジ、サンマ、サバ、イワシなどですが、これらには**オメガ3系脂肪酸のＥＰＡやＤＨＡ**が含まれます。（詳細は、第4章「体に『良い油』」を参照）

ただ、酸化するのが早いので、加熱調理後はすぐにいただくか、生のままお造りとしていただくと、「**良い油**」として体内で活用できます。わさびや生姜、ネギ、紫蘇《しそ》などの香味野菜と一緒にいただくと、魚の臭み消しや食中毒予防にもなります。

▼かつお節、ちりめんじゃこ、桜えび

乾物コーナーで購入できるかつお節やちりめんじゃこ（しらす）、桜えびは、混ぜごはんに入れたり、汁物の出汁となりとても便利です。ごはんのふりかけとしてもよく利用されています。特にかつお節は、日本の出汁文化を支えている中心的存在です。

これらの乾物は骨や殻、頭の部分も丸ごと食べられるのでカルシウムが豊富です。梅干しやお酢などと一緒に摂ると、カルシウムの吸収が高まります。

▼サバ缶、ツナ缶

旬の時期に大漁となったサバやマグロ・カツオ（ツナ）は、新鮮なうちに加熱して、すぐ缶に密封されます。

天然ものが多く栄養価も高いので、忙しい現代人はぜひ活用しましょう。缶容器の特製を活かした保存食なので、添加物の心配も少ないでしょう。

「し」しいたけ（きのこ類）

きのこ類の本来の旬は秋ですが、今では年中買えるようになりました。一般に購入しやすいきのこ類は、しいたけ、えのきたけ、しめじ、エリンギ、舞茸、マッシュルーム、なめこなど。松茸やポルチーニ茸など高価なものもありますが、一般的なものはお値段がリーズナブルです。

種類によって含まれる栄養成分の高低はありますが、全体的に**カロリーが格段に低く、薫り高く、食物繊維が豊富**です。そして他の野菜では摂りにくいビタミンB群やビタミンDを含んでいます。**ビタミンB群は糖質や脂質の代謝、**

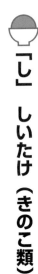

ビタミンDはカルシウムの吸収を助ける大切な栄養素です。ビタミンDは乾物にしたり、天日で干すだけで含有量が高くなります。特に**「干ししいたけ」のビタミンD量はとても高く、骨粗しょう症の予防・改善食**としても取り入れられています。

きのこ類の乾物では「**キクラゲ**」もよく利用されます。キクラゲは他のきのこ類に少ない**鉄が多く、貧血対策や造血**にもいいでしょう。他に、**β－グルカンという機能性成分が含まれており、免疫力アップ**に役立ちます。

きのこを食べると満腹感が出ますが、それは豊富な食物繊維と共に、**旨味成分の「グアニル酸」が含まれる**ためです。かつお節のイノシン酸、昆布のグルタミン酸と並んで3大旨味成分と呼ばれ、きのこ類が薫り高いのはこのためです。

きのこ類を購入するときは、弾力があり、しなびていないものを選びましょう。

えのきたけを甘辛く煮こんだ「なめたけ」はごはんのお供として人気です。

また、きのことごはんを一緒に炊き込む「きのこごはん」は、温かいごはんでレジスタントスターチが現れていないときでも、きのこの食物繊維が整腸作用を促してくれるでしょう。

「い」 いも類

里芋、長芋、さつまいも、じゃがいもなどが、一般によく食べられているいも類です。里芋は、縄文時代から食べられていたと考えられており、昔は「芋」と言えば里芋のことを指しました。そのため、日本各地で里芋の郷土料理が残されています。長芋も古くから食べられており、蕎麦やうどんをはじめ、ごはんと一緒に食べる「麦とろごはん」がおなじみです。

さつまいもも古くからありますが、江戸時代に人気となり、石炭や石でじっくりと長時間加熱する「石焼いも」が当時の冬の風物詩でした。じゃがいもは明治時代に入ってから海外から伝播され、北海道で広く栽培されるようになりました。

いも類全体の栄養価としては、**不溶性食物繊維が豊富で、便の量を増やし、腸内の老廃物を排泄**してくれます。また、**いも類に含まれるビタミンCは加熱に強い**と言われています。いも類がじっくりと加熱される過程で生まれるデンプンが、ビタミンCを包み込むために壊れにくいのです。

里芋や山芋を切るとぬめりが出ますが、それは**ムコ多糖類**によるもの。**胃腸を保護するなど、粘膜を潤す作用があるので、胃を健康に保ったり、美肌作用が期待**できるでしょう。

いも類のなかで**一番栄養価が高いのは、さつまいも**です。食物繊維の他、ビタミンCとビタミンB群がバランスよく含まれています。皮の鮮やかな紅色はアントシアニンによるもので、他にクロロゲン酸も含まれ、抗酸化作用が望めます。また、さつまいもを切ると、白い樹脂のような液体が出てきますが、これは「**ヤラピン**」によるもので、**腸の動きを活発にし、便をやわらかくして排**

出しやすくしてくれます。

さつまいもは、じっくり加熱することで甘味が引き出されるので、揚げ物や電子レンジなどで短時間で加熱すると、甘くなりにくい特質があります。芋粥としてお米とさつまいもをじっくりと煮ると、独特の甘味が出て、ごはんともとても相性がいいです。

じゃがいもはフライドポテトなどの揚げ物によく利用されますが、揚げ物は加熱時間が短いのでデンプンが生まれず、ビタミンCは壊れて、ほとんど含まない状態になります。栄養価が高い状態で食べるには、肉じゃがなどゆっくりと煮るほうがいいでしょう。

いも類は、ゆっくり加熱する過程でデンプンが生まれ、糖と食物繊維を含む炭水化物となります。そして**ごはんと同じように、冷めていく過程でレジスタントスターチも生まれます。**腸内菌を整え、ポッコリお腹を防ぐためにも、いも類の副菜を取り入れましょう。

雑穀、大麦類

昔は、白米を節約するために雑穀や大麦類がごはんと一緒に炊かれていましたが、**栄養価が高いうえ、ごはんと同じくレジスタントスターチも現れる**ので、今では、健康食として人気があります。

ここまで読み進んだ皆さんは、白米が悪者ではなく、ダイエット食になることがおわかりになったと思います。ですが主食とはいっても、白米単品では補いきれない栄養成分は多々あります。それをてっとり早く助けてくれるのが、雑穀や大麦類です。白米と一緒に炊くと、野菜の副菜を1品減らしても、それに該当するだけの栄養価が補えるので、食事の支度もラクになります。

▼雑穀

もちきび、もちあわ、たかきび、ひえ、キヌアなどが雑穀とよばれるものです。

雑穀は、体内で酵素作用を活性化させたり、糖質や脂質をはじめ、さまざまな**代謝のサポートをするマグネシウム、インスリンの合成や細胞の新陳代謝を促す亜鉛**が多く含まれています。また白米に足りないビタミンB群も含まれているので、**糖質や脂質を代謝する作用も期待**できます。

こうしたビタミンやミネラル類はダイエット目的だけではなく、疲労回復作用や、髪、肌、爪、そして血液をつくるためにも必要です。

ごはんだけだと早食いになりがちですが、雑穀を入れて炊くと噛み応えがあり、「**よく噛む**」というダイエットに欠かせない習慣も身につくでしょう。

▼大麦類

大麦には、押麦、丸麦、ビタバレー、はと麦などさまざまな種類がありますが、食感がモチモチとした「もち麦」がオススメです。大麦類も炊いて、冷めていく過程でレジスタントスターチが生まれますが、特筆すべきは「**βーグル**

カン」の存在です。

β―グルカンは、大麦の中でももち麦に一番多く含まれており、水溶性食物繊維の一種です。大麦のβ―グルカンには、**血中コレステロール値の低下の他、血糖値上昇の抑制**などが認められ、**心臓病のリスクの低下**につながります。また、**免疫細胞を活性化させたり、腸内の善玉菌を増やす作用**もあるのです。

温かいごはんだけでは、レジスタントスターチが現れていないので、食後高血糖の心配がありますが、大麦を混ぜて炊いたごはんなら、炊き立てでもその心配が少なくなるでしょう。

▼十六穀米

雑穀は主に、前述のもちきび、もちあわ、たかきび、ひえ、アマランサス、キヌアを言いますが、「十六穀米」のなかには、これら6種類と大麦、はと麦を加え、他に発芽玄米、黒米、赤米、黒豆、小豆、とうもろこし、黒ゴマ、白ゴマも加えて16種類としています。

すでに、十六穀と白米を一緒に炊いている方も多いと思いますが、ほんのりとごはんが赤紫色になっているのは、黒米、赤米、黒豆、小豆、黒ゴマからのポリフェノールによるものです。十六穀米一膳で、抗酸化作用や整腸作用が期待でき、さまざまなビタミンやミネラルを摂れるようになります。これらが作用するので、十六穀米の場合も、ごはんが温かくても、食後高血糖の心配は少ないでしょう。

緑茶

昔から和食には緑茶がつきもので、特におむすびなど、ごはんをしっかり食べるときは緑茶が恋しくなる人も多いことでしょう。

緑茶に含まれる**カテキンは、コレステロールの吸収を抑制する作用があり、生活習慣病の予防に役立つ**ことで知られています。

そして、近年の研究で、緑茶とごはんを一緒に食べると、糖尿病のリスクが抑えられるという報告も出ています。白米の摂取量が多くても、緑茶を水代わりに飲んでいる人ほど糖尿病の発症率が低かったそうです。

また、揚げ物を食べ過ぎると肝臓で血糖値を下げるインスリンの効き目を低下させてしまい糖尿病などを引き起こすホルモンが大量に分泌してしまいますが、緑茶のカテキンはそのホルモンの分泌を抑え、インスリンの効き目をよくする働きがあることもわかっています。

ごはんをしっかりと食べると緑茶が恋しくなるのも、私たちの体に刷り込まれたご先祖から授かった健康になるＤＮＡのおかげかもしれませんね。

冷やごはんを美味しく食べるコラム③

経木《きょうぎ》

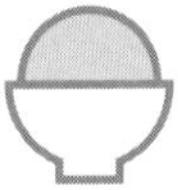

老舗店の押し寿司やいなり寿司、おむすび、納豆などは今でも経木《きょうぎ》で包まれていることもありますが、今はプラスチック製のケースが普及したので知らない方も多いでしょう。経木は木を紙のように薄くスライスしたもので、食品を包むこと以外に、食品の水分の吸収、腐敗予防、鮮度保持など、四役以上の役目があるのです。

主に松の木が使われていますが、強い殺菌作用があり、魚や肉を包んで一晩寝かせるだけで臭みが取れるほど！

その特性を活かして持ち帰り用のお寿司やおにぎりなども経木が使われていたのです。経木はサイズにもよりますが長さ50ｃｍ程度のものなら100枚入りで1000～2000円前後。

世界中でプラスチックごみの問題が懸念されています。経木は使用後、燃やせるゴミとなるので、今後注目が高まるでしょう。ラップで包んだ冷やごはんよりも経木で包んだほうが食品も呼吸でき、天然木による薫り豊かなおいしさが味わえるでしょう。

第6章

ごはんの栄養を最大限に活かす食べ方

1日の効果的な食事とは

私たち人間は、クマなどの動物のように気候の良い時期に脂肪をため込んで冬眠することはできません。毎日、三度の食事から栄養を補給しなければいけません。

体には生体リズムがあり、それに合わせた時間帯に食事をするといいと考えられています。大きく次の三つに分かれています。

①排泄のサイクル（午前4時〜正午）
②補給（摂取と消化）のサイクル（正午〜午後8時）
③同化（吸収と利用）のサイクル（午後8時〜午前4時）

これにより、「朝食は抜いたほうがいい」「夕食は午後8時までに終えましょう」などと言われることがありますが、さまざまな説があって、混乱してしまうでしょう。

いずれにせよ、人によって日々の環境も食生活も違うので、ごはんを中心にして、腸を温める食事を心がければ、「太りやすい体質」からサヨナラできます。

では、朝食、昼食、夕食のそれぞれの特徴と、食べる時間帯などを見ていきましょう。

朝食時

朝食は「必ず食べたほうがいい」という説と、「朝は排泄の時間だから食べないほうがいい」という説があり、どちらがいいのか迷っている人も多いことでしょう。

それぞれに論説があるので、どちらも「正しい」と言えるのですが、朝起きてすぐは、消化器官がまだ機能しにくいので、「ムリに食べなくてもいい」というスタンスで考えるといいでしょう。

実際、前日の夜遅くまで飲食していた場合は、胃腸のために朝食を抜いたほうが、胃もたれや胸やけが早く軽減される場合もあるからです。

手軽な朝食としてスムージーだけや冷たい野菜サラダのみの朝食も体を冷やします。一見、野菜を摂って食物繊維が足りているように思いますが、サラダは見た目よりも野菜の量が少ないので、腸内の動きを良くする「蠕動《ぜんどう》運動」を促すには不十分です。

朝起きたての小腸は、果糖を代謝する機能が弱く、余剰分の果糖が肝臓に回って、肝機能を弱めることが近年わかってきました。お酒を飲む習慣がなくても、菓子パンや甘いコーヒー、スムージーなどのジュース類など、果糖を含む甘いものを朝一番に摂取すると、脂肪肝や肝臓ガンのリスクが高まってしまうので注意が必要です。

朝食を食べる場合は、菓子パンと甘いジュースやコーヒーといったものではなく、**大腸を刺激して、腸内の動きを良くする「蠕動運動」を促してくれるもの**をいただきましょう。

そこでオススメなのが、**冷やごはんとお味噌汁（またはスープ）**です。前日の夕食で、ごはんもお味噌汁も多めに作っておけば、すぐに食べられるので便利です。スムージーやサラダを用意するより支度がラクなうえ、腸の蠕動運動の助けにもなります。汁物は野菜やいも類、きのこ類など具だくさんにしておくと、野菜の摂取量を増やせることにもなります。また、漬け物や梅干しを常備して、副菜にプラスするといいでしょう。

ごはんを冷たいごはんとして食べれば、レジスタントスターチの作用で食後高血糖の心配が少なくなります。もし温かいごはんであっても、ごはんの糖質は果糖を含んでいないため、前述のように小腸へダメージを与えません。ごはんの糖質は、グルコースを含むので脳のエネルギー源になります。

朝ごはんを和食にすると、腸の蠕動運動だけではなく、体温が上がり、脳に

エネルギーが行きわたります。仕事の効率も上がりやすくなるでしょう。

こうしたごはんの栄養を最大限に活かし、腸内細菌のエサとなりやすい献立にすれば、交感神経にスイッチが入り、昼間は活動的に過ごせるでしょう。

昼食時

大腸が一番活発に動く時間帯は朝です。排泄が終わって、交感神経が優位になると腸の動きはお休みモードになります。交感神経が優位になると仕事ははかどりますが、ずっと脳を興奮させた状態のままにしておくと、緊張状態が続くことになるので、いったん脳をクールダウンさせてあげることも大切です。

その役割をしてくれるのが昼食です。ずっと**空腹と緊張状態が続くと、血圧や心拍数も上昇したままで、胃腸の働きも低下**してしまいます。

昼食は外食やコンビニを利用することが多いと思いますが、定食の場合は、**「野菜→タンパク質（メイン）→ごはん」の順**でいただくと、**食後高血糖にな**

りにくいでしょう。

たとえば焼き魚定食なら、「野菜のお惣菜→焼き魚→ごはん」の順です。汁物は、最初に少しいただいておくと胃腸を温めてくれます。昼食のときは、食べる順番を守れば、温かいごはんでも大丈夫です。

お腹が空いていると、ついホカホカのごはんから食べたくなりますが、**空腹時に温かいごはんを食べると食後高血糖を招きやすく、午後から睡魔に襲われる可能性**も高くなります。ただでさえ午後は、昼食で食べたものが消化されていき、眠くなりやすい時間帯です。

また、昼食時に食後高血糖が起こると、特にデスクワークの人は動かないので、余計に太りやすくなるでしょう。

昼食後は、食後20～30分以内に軽い運動を取り入れると、食後高血糖が起きにくくなります。

オフィスから少し遠いお店でランチをすれば、歩いて戻ってくるだけでも軽い運動になります。お弁当派の方は、食後にストレッチや、お散歩をする習慣をつけるといいでしょう。

午後から大切な会議やプレゼンがあるときこそ、昼食タイムを必ずとって、脳をリラックスさせ、食後高血糖や睡魔を防ぐために、冷たいお弁当をいただきましょう。

ここでいう冷たいお弁当とは、おかず類は温めても、**ごはんだけは電子レンジで温め直さない**、ということです。忙しいときは、オフィスでおむすびをかじるだけでもＯＫです。レジスタントスターチの作用で血糖値の上昇が緩やかになるうえ、脳に必要なグルコースを摂取できるので、白米の良さが最大限に活かせる食べ物となります。

牛丼やトンカツ定食を食べたくなるときもあるかもしれませんが、肉類は消化に時間がかかるので、眠くなりやすい傾向があります。第４章でご紹介した「まごわやさしい」の食材を思い出してみましょう。ごはんを６割で、残りは野菜や豆類、海藻のおかず、そして主菜（メインディッシュ）は魚中心にし、お肉はお惣菜やお味噌汁の具程度、と少量に留めておきましょう。

コンビニでお弁当を買うときは、和食系の幕の内弁当や焼き魚弁当、のり弁当などを選びましょう。昔からある定番弁当は、だいたいがごはん6割程度と、和食の伝統的な食材「まごわやさしい」が揃った内容となっています。

洋食系、中華系の食事の場合でも、「まごわやさしい」を少し意識して選ぶと、極端な栄養の偏りを防げるでしょう。

夕食時

夕食は、三度の食事のなかで「一番のご馳走」となっている方が多いと思います。早い時間に夕食を食べられるなら、少々豪勢な食事でも消化できます。でも、午後8時以降になると、体は「同化（吸収と利用）のサイクル（午後8時～午前4時）」の時間帯に入っていくので、食べる量を抑えておくほうがいいでしょう。

忙しい現代人は、午後8時までに食事を済ませることは難しいかもしれませんが、寝る3時間前までには済ませるのがベストです。12時に寝るのであれば、遅くとも夜9時までには食事を終わらせておきましょう。


これは単に「太りやすくなるから」という理由だけではありません。

夜間の空腹時は、**十二指腸から「モチリン」というホルモンが分泌**されます。これは、**腸に収縮運動を起こさせて、胃腸内をキレイに掃除してくれる役割**があります。

そして、便をスムーズに直腸のほうへ向かわせてくれるのです。すると翌朝、朝食を摂って胃が刺激されると、便通が促されて、便秘になりにくいというわけです。便秘になりやすい方は、夜の食事時間が遅くはないでしょうか？

冷たいごはんに含まれるレジスタントスターチや、野菜や海藻、豆類に含まれる食物繊維は、腸内細菌のエサとなったり、便量を増やすことが期待できますが、夜遅く食べる日が続いてしまうと、せっかく腸にいいものを食べても、かえって便秘を引き起こすかもしれません。

モチリンは、胃の中が空っぽにならないと分泌されません。食事を食べ終えてから消化するまでに、約3時間かかるので、寝る3時間前までに夕食を済ませることが必要なのです。

夕食も、昼食と同じように、ごはん6割、おかず4割、そしておかずには「まごわやさしい」を意識して取り入れましょう。特に夕食時は、温かいごはんではなく、冷たいごはんを食べることが理想的です。寝る3時間前までに食べておくと、モチリンの働きで、眠っている間にレジスタントスターチが腸内で活躍してくれます。「太りにくい体質」の基本、便秘とサヨナラできるでしょう。

夕食は何を食べるかも重要です。でも、くどいようですが、食事の栄養を最大限に活かすために「寝る3時間前までに食事を終わらせる」ことが、何よりも大切なのです。

巻末に「冷やごはん&お惣菜簡単レシピ」をご紹介しましたので、ぜひご覧ください。

コンビニでのメニュー選び

忙しくて料理をする時間がない人、また料理が苦手という方は、コンビニやスーパーのお惣菜をうまく利用しましょう。

金平ごぼう、漬け物、ヒジキの煮物、煮卵、卵焼き、焼き魚、豚肉の生姜焼きなど、レトルトパウチの食べきりサイズで豊富に揃っています。

第4章でご紹介した冷やごはんと相性のいいおかずを参考に、1日の食事をコンビニで選んでみましょう。

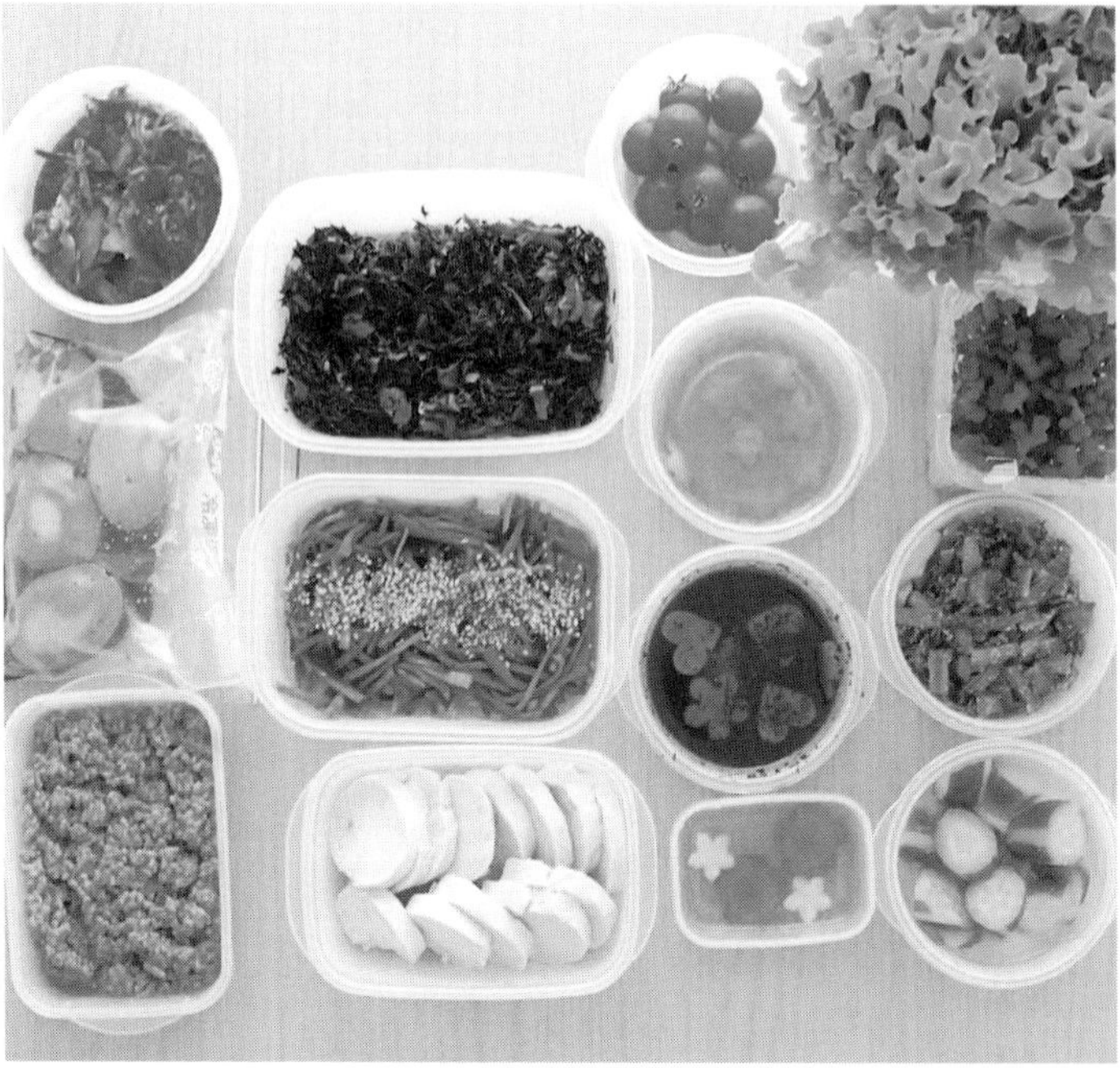

朝のコンビニメニュー

忙しい朝は、コンビニのおむすびとインスタントのお味噌汁だけでも、偏った食事にはなりません。たいてい、コンビニのおむすびに海苔がついているので、海藻から食物繊維やミネラルが摂れますし、おむすび自体が冷たいごはんなので、レジスタントスターチから食物繊維様もしっかり摂れます。

お味噌汁は、なるべく野菜がたっぷりと入った具だくさんのものを選びましょう。

朝のタンパク質は、「摂る」「摂らない」の賛否両論がありますが、大切なことは、血糖値を緩やかに上げて、脳を目覚めさせてあげることです。

そのため、冷たいごはんを食べておけば、ごはんからのデンプンとグルコースによって脳が活性化し、エネルギッシュに1日を始めることができるでしょう。

コンビニで選ぶ主菜・副菜

魚・肉・卵・大豆製品
この中から1～2品選びましょう。

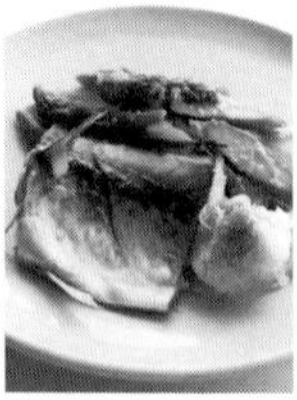

【魚料理】
・さばの味噌煮
・さば缶
・さばの塩焼き
・いわしの梅煮
・さんまの生姜煮
・焼き鮭
・ツナ缶
・ブリの照り焼き
など

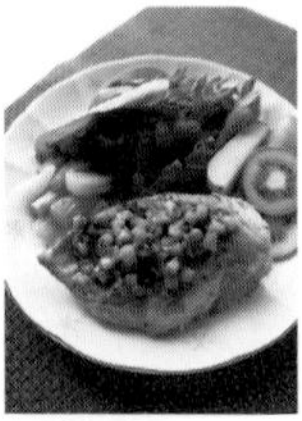

【肉料理】
・サラダチキン
・チキンの照り焼き
・チキンの唐揚げ
・豚肉の生姜焼き
・豚しゃぶ
・トンカツ
・ローストビーフ
・肉じゃが
など

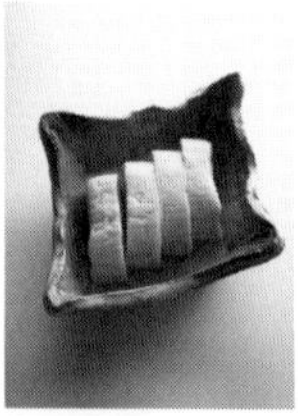

【卵料理】
・厚焼き玉子
・出汁巻き玉子
・ゆで卵
・あじつけゆで卵
・卵豆腐
・茶わん蒸し
など

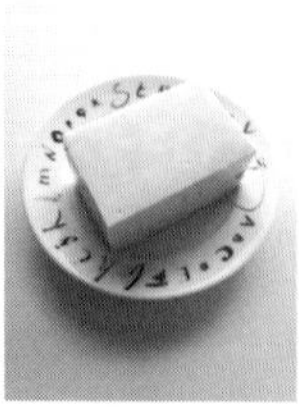

【大豆類】
・冷ややっこ
・豆腐そうめん
・豆腐サラダ
・枝豆豆腐
・高野豆腐
・納豆
など

野菜のお惣菜・海藻類・豆類
この中から1～2品選びましょう。

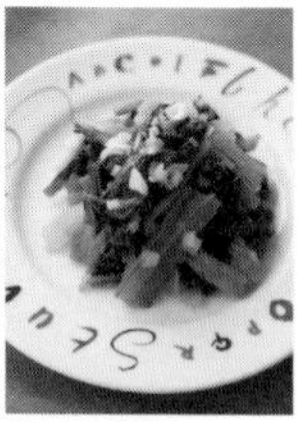

【緑黄色野菜】
・小松菜の和え物
・小松菜のお浸し
・ほうれん草ゴマ和え
・ほうれん草ソテー
・水菜の煮物
・キャロットラペ
・かぼちゃの煮物
・アスパラベーコン
など

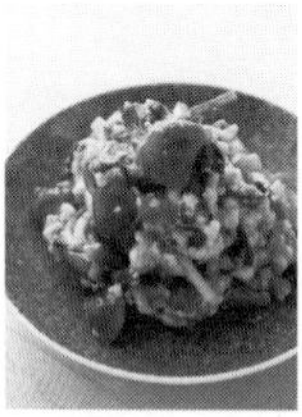

【淡色野菜・きのこ類】
・白和え
・金平ごぼう
・漬物・キムチ
・ミックスきのこサラダ
・コールスローサラダ
・その他サラダ類
など

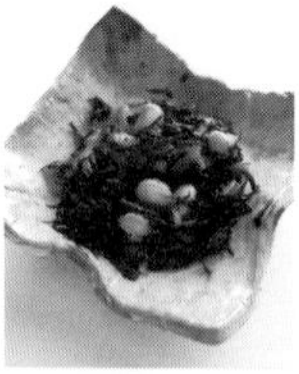

【海藻類】
・ひじきの煮物
・海苔の佃煮
・昆布の和え物
・もずくサラダ
・ワカメサラダ
・海藻サラダ
など

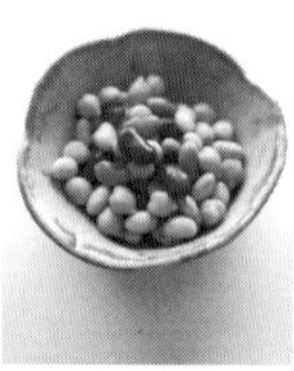

【豆類】
・ミックスビーンズ
・枝豆
・蒸しソラマメ
・いんげんの和え物
など

また朝は「排泄の時間」でもあるので、食欲がない方はムリに食べず、ご自分の体の声を優先してください。

ランチと夕食のコンビニメニュー

ランチを食べ過ぎてしまうと、午後から睡魔が襲ってきて、仕事や家事の効率が悪くなってしまいます。腹八分目を前提にして、一汁三菜をベースにメニューを選びましょう。

夜は寝る3時間前までに食事が終わっていることが理想ですが、基本的にはランチと同じ選び方です。

ただし、お昼のメインにお肉料理を食べたなら、夜のメインは魚料理にしましょう。お惣菜も昼と夜で違う種類のおかずを選ぶと、1日のトータルでさまざまな種類の食材を口にすることができます。

そして、温かいごはんはエネルギーを消費しやすいお昼にいただくようにしましょう。

夜に冷たいごはんを食べると、眠っている間に腸内細菌のエサとなって、翌朝の排便リズムも整います。

選び方としては、155ページの図を参考にして、メイン（主菜）は魚料理か肉料理から1品、物足りない場合は卵や大豆製品からもう1品を選んでください。食欲がないときや、軽く済ませたいときは、魚やお肉を控えて、卵や大豆製品をメインにするのもいいですね。コンビニなら、豆腐も食べきりサイズで売っているので便利です。

お惣菜は緑黄色野菜のものを、昼食か夕食で必ず1品選ぶようにしましょう。きのこ類や海藻のお惣菜も、1日一種類は食べておきたいところです。

これらのおかずに、冷やごはんと味噌汁やスープ類をつけ足すと、料理が苦手な人でも一汁三菜が簡単に実現できます。

コンビニメニューを例に挙げてみましたが、スーパーやデパ地下のデリでも、これを参考にメニュー選びをしてみてください。

あとがき

健康情報が溢れる今日、毎年のようにダイエットの流行が変わり、どの情報を信じていいのかわからない方も多いことでしょう。私自身も十数年前までは「○○を食べると肌がキレイになる」「○○を食べると太る」といった情報に振り回され、なかなか健康体質になれず悩んだ時期があります。

その頃の私はストレスで胃炎になったり、季節の変わり目には気管支炎を引き起こしたり、肌荒れや大人ニキビ、冷え性などに悩みました。

また、何となく炭水化物は太るものだと思い込み、腹持ちのいいごはん類は徹底的に避け、「食感の軽いパンならＯＫ」、「お菓子を食べたいならごはんを抜く」という勝手なルールを作って過ごしていました。

その後、体調不良や肌荒れがあまりにも続くので、栄養の勉強を一からやり直し、野菜ソムリエ上級プロの資格も取得し、いかに自分の食生活がメチャクチャであったかを知ることになります。そして同じ炭水化物でも、パンやお菓子とごはんは性質が違い、ごはんこそキチンと食べるべき食材だとわかり、取り入れるようになりました。

するど、お腹が満たされるので、パンやお菓子の摂取も自然と減り、肌荒れも体調不良もなくなっていったのです。

また主食をごはんにすることで、おかずも自然と野菜の煮物や魚料理を選ぶようになるので、パン食の時のような脂っこい料理の摂取も減り、大人ニキビも減っていきました。

体重に関しては以前と大きな変化はありませんが、ごはんをキチンと食べるようになってからは、ポッコリお腹がへっこみ、気にしていた丸顔も幾分シャープになり、私が目指す「真の〝美〟体質」に近づけたと実感しております。

また、レジスタントスターチの存在を知ってからは、冷やごはんを食べすぎて、お腹がいっぱいになっても罪悪感を感じることもなくなりました。

食事は生きていく上で大切なことですが、「食べる楽しみ」もあります。それを様々な情報に流されて、食べる行為そのものに罪悪感や不安を感じることが一番残念なことだと思います。

一人でも多くの方に、日本人のソウルフードであるごはんをキチンと食べて、健康維持に役立つ実感を味わっていただければ幸いです。

三輪桃加

令和元年6月

―― 巻末付録 ――

冷和ごはん＆ごはんにあうお惣菜 簡単レシピ

手軽にできてとっても美味しい簡単レシピを紹介していきましょう。

ここでご紹介するのは12レシピですが、

次の特設サイトでたくさんのレシピを公開していますので、ぜひお立ち寄りください。

https://www.vege-bible.net/vege-recipe

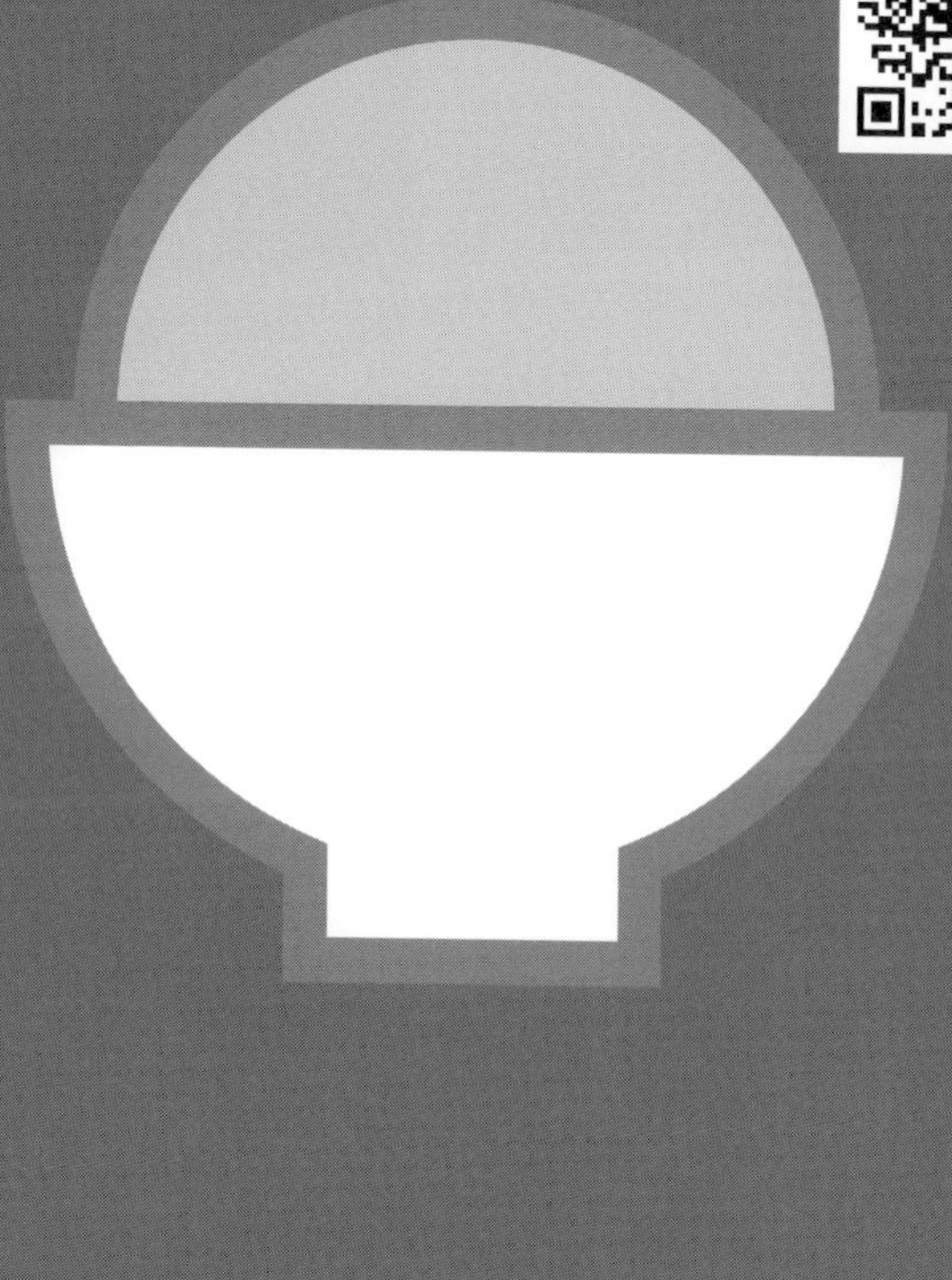

豆乳かけごはん

ごはんに冷やした豆乳をかけ、淡口醤油とごま油で味付けするシンプルな冷やごはんメニューです。

材料［**2人分**］

●ごはん　2膳分
●豆乳300cc
●淡口醤油　小さじ2
●ごま油　小さじ1
［トッピング］
●桜えび　大さじ2
●べったら漬け　4切れ
●小口ネギ　1本分

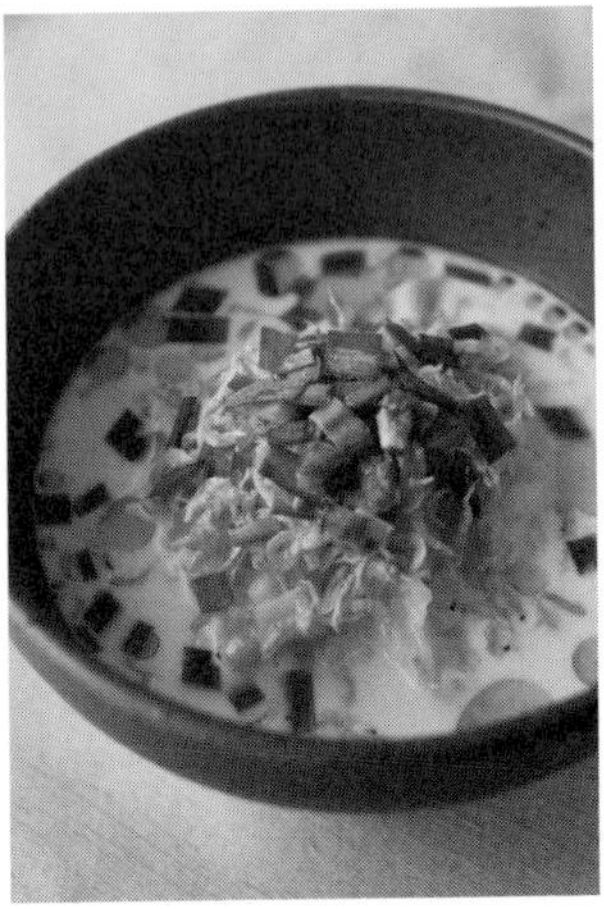

作り方

1：茶碗に入れたごはん2膳分を用意し、それぞれ豆乳、淡口醤油、ごま油を半量ずつ入れておく。
2：べったら漬けと小口ネギはみじん切りにしておく。
3：1の茶碗に、2と桜えびを彩りよくトッピングして出来上がり。

冷やし出汁ごはん

冷やごはんにサラダチキンと三つ葉、冷たく冷やしたお出汁をかけていただく“かけごはん”。包丁要らずの調理なので、忙しい日のガッツリごはんに！

材料［2人分］

●ごはん　2膳分
●出汁　300cc
●淡口醤油　小さじ2
●三つ葉　1株分
●市販のサラダチキン　1本
●塩　適量

作り方

1：茶碗に入れたごはん2膳分を用意し、それぞれ出汁、淡口醤油を半量ずつ入れておく。
2：三つ葉は食べやすい大きさにちぎっておく。
3：1の茶碗にサラダチキンを食べやすく手で裂いて乗せ、三つ葉をトッピングして出来上がり。

※塩加減はお好みで調節してください。

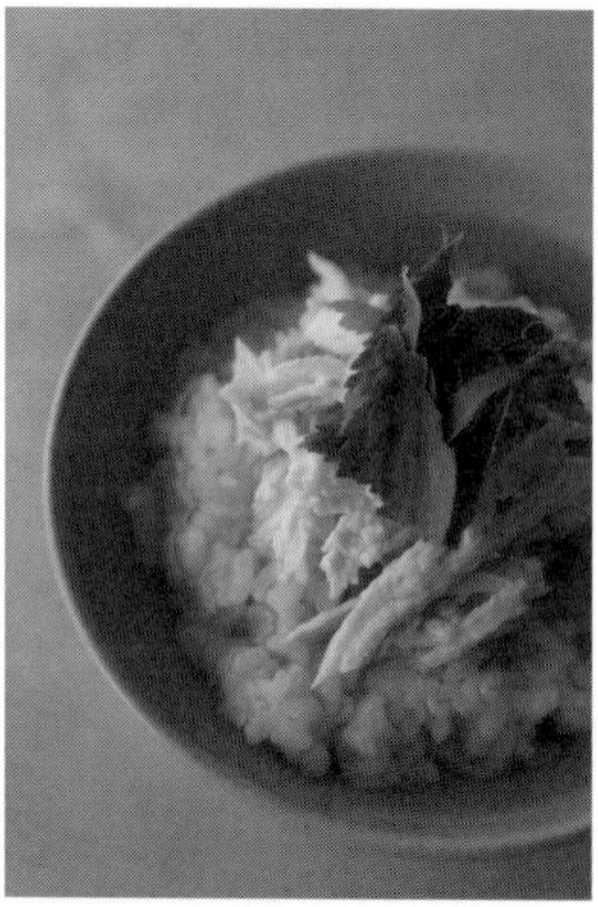

かぼすとさんまのチャーハン

オメガ3系オイルが摂れる青背魚のさんま。ごはんを炒めるとオイルコーティングされるので、レジスタントスターチが出現！冷蔵庫で少し冷やしてから食べても美味！

材料［2人分］

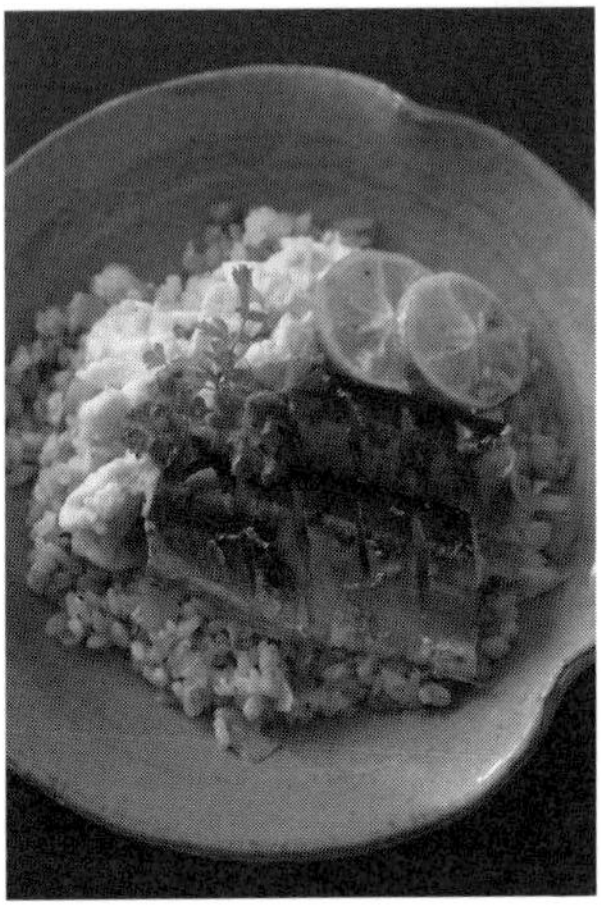

●かぼす　1個
●さんま　2尾
●しめじ　100g（1/2パック）
●玉ねぎ　1/4個
●卵　2個
●ゴマ油　大さじ1
●ごはん　2膳
●お好きなハーブ　適量（飾り用）
［調味料］
●鶏ガラスープのだし（粉末）　小さじ1
●醤油　大さじ1
●塩・コショウ　適量

作り方

1：しめじと玉ねぎはみじん切りにする。かぼすは輪切り（4等分）にしておく。
2：フライパンにゴマ油を熱し、卵を先にスクランブルドエッグの要領で炒め、取り出しておく。
3：2のフライパンで1を中弱火で、玉ねぎが透き通るまで炒める。その後、ごはんと［調味料］を入れて炒め、油が回ったら、輪切りにしたかぼすを入れてさらに2〜3分炒める。
4：3をお皿に盛っておく。3のフライパンで、切り目を入れたさんまを両面こんがりと焼く。
5：チャーハンを盛ったお皿に、食べやすく切ったサンマと2の卵、一緒に炒めたかぼすの輪切りを彩りよく並べ、お好きなハーブを添えて出来上がり。

春菊と鮭の白がゆ

作り置きしたおかゆは、食べる直前にミネラルウォーターを注ぐとサラサラの冷たい白がゆに。春菊などの香味野菜とよくあいます。

材料［**2人分**］

●春菊　1/2束
●生姜　15g
●鮭の切り身　2切れ
●ごはん　2膳分
●水　500cc
●塩　小さじ1/4弱
●ごま油　小さじ1/2

作り方

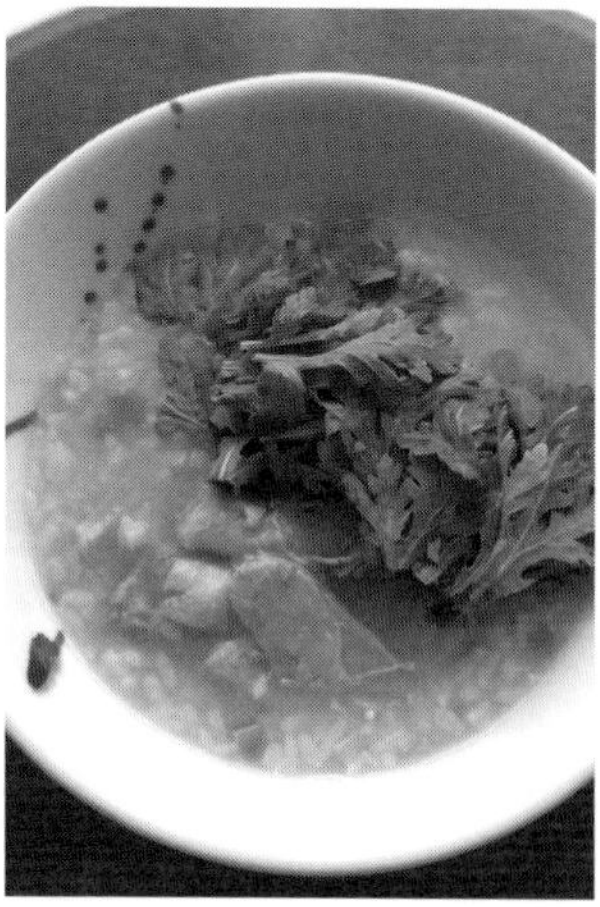

1：春菊は茎と葉に分け、茎はみじん切りにしておく。葉は5㎝ほどの長さに切りそろえておく。生姜もみじん切りにしておく。
2：鮭は別に焼いて身をほぐしておく。
3：お鍋に水、春菊の茎・生姜のみじん切り、塩を入れ、中火で10分ほど煮込む。
4：その後ごはんを入れ、粥状になるまでさらに5分ほど煮込む。
5：4を器に盛り、2の鮭と春菊の葉を彩りよく添え、仕上げにごま油をまわしかけたら出来上がり。

※塩加減はお好みで調整してください。
※夏はおかゆを一度冷やし、食べる直前にミネラルウォーターをかけると"冷やしがゆ"として楽しめます。

春キャベツの蒸し煮

キャベツを芯から大き目にカットして、そのまま蒸し、香味野菜と共にいただく一品。調味料も最小限で、たっぷりとキャベツを摂取できます 。

材料［2人分］

［A］
●春キャベツ1/4カット
●水200cc
●ブイヨン（粉末）小さじ1/2
［B］
●葉生姜2本
●白ネギ1/2本
●三つ葉１株（1/2パック）
［調味料］
●ゴマ油大さじ2
●醤油小さじ2弱・一味（七味）唐辛子2ふり

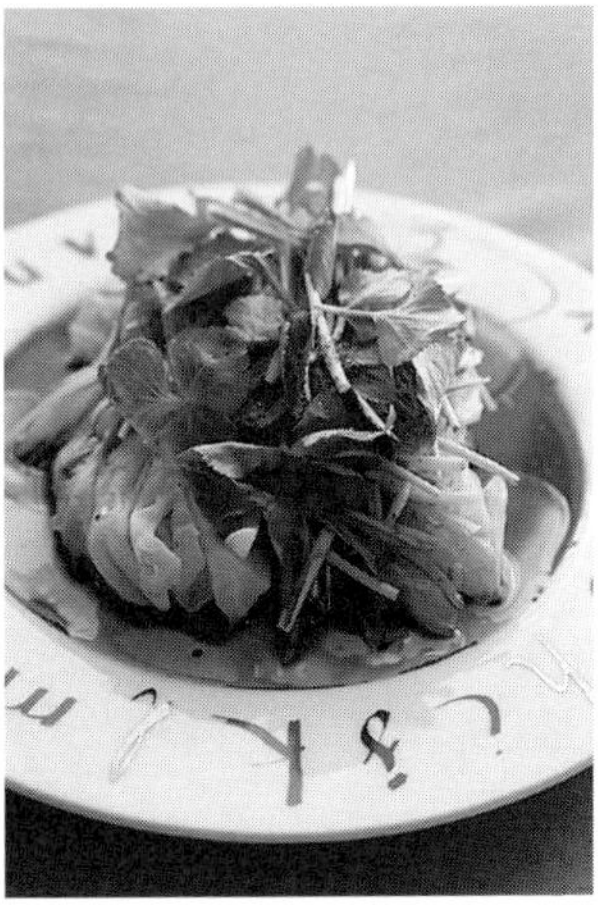

作り方

１：春キャベツは芯を残したまま縦に1/8カットにする（くし型になるように）。
２：冷たいままのフライパンに春キャベツを並べ、水、粉末ブイヨンを入れて、蓋をし、中火で20分ほど蒸し煮にする。
３：②の待ち時間に葉生姜を２～３㎝の長さにカット、白ネギは極細の千切り（白髪ネギ）、三つ葉は葉の部分と茎をばらして、茎の部分は２～３㎝にカットしておく。
（ア）葉生姜がない場合は、すりおろし生姜１カケ（約10g ）を代用。
４：②が出来上がったら、水気を切って、お皿に盛り、調味料とカットした［B］の香味野菜をたっぷりとかけていただく。

※材料の［調味料］は２人分です。１人分ずつお皿に盛る場合は半量ずつ配合してください。

ゴマ風味の揚げ茄子風

茄子は味が淡白なので、どんな料理にもあいますね。ご家庭で揚げ茄子を作るのは後片付けなどが大変ですが、フライパンに多めの油を入れれば簡単に出来上がります。

材料［2人分］

●茄子 ※中長茄子なら2本、米茄子なら1本
●合いびきミンチ100g
●ゴマ油大さじ4
●塩2つまみ
●めんつゆ大さじ2（ストレートタイプ）
※濃縮タイプの場合は水とめんつゆ各大さじ1ずつ
●大葉2～3枚（千切りにしておく）
●すりごま大さじ1
●唐辛子適量

作り方

1：茄子は大き目の一口大にカットし、水に浸さず、すぐにフライパンにゴマ油を入れ、中強火で炒める。ミンチと塩を入れ、しんなりしてきたらめんつゆをかけ、中弱火にする。
2：めんつゆの水分がなくなってきたら火を止め、お皿に盛る。
（ア）物足りないようなら、めんつゆか塩を少量プラスして調整
3：すりごま、唐辛子をまぶし、千切りにした大葉を飾ってできあがり。

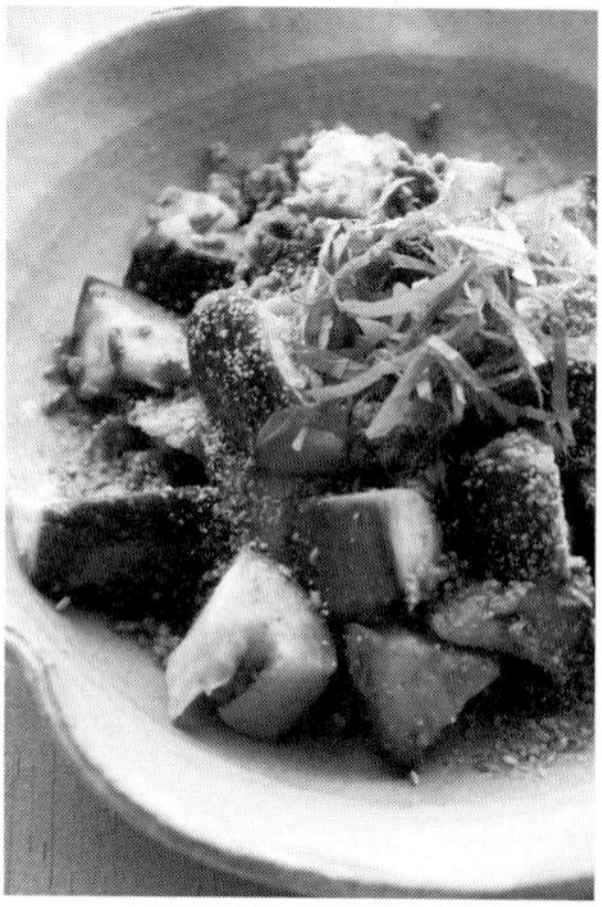

柿と蒸し鶏のごましそ和え

柿は和のお惣菜の材料としても活躍します。
和食は"砂糖"を使う甘めのお惣菜も多いので柿の甘さも調味料代わりとなります。

材料［**2人分**］

●柿大き目1個
●鶏むね肉100g
●大葉（シソ）4～5枚
●すりごま（白）大さじ1
●淡口醤油小さじ1.5

作り方

1：予めお湯を沸かしておき、鶏を茹でておく。中まで火が通ったら、冷水でしめ、その後、身を手で食べやすい大きさにさいておく。
2：柿は、ヘタと皮を取り除き、4等分にしてから種を除き、太めの千切りにする。大葉2枚も千切りにしておく。
3：ボウルに1と②を入れ、すり胡麻と淡口醤油を入れて和えればできあがり。
※お皿に大葉をしいて、真ん中が高くなるように盛りましょう。

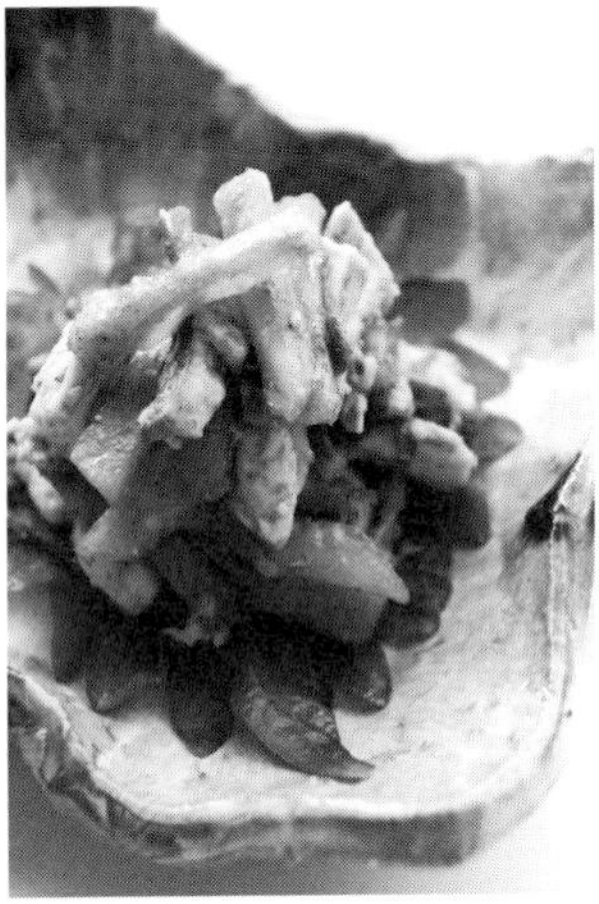

里芋のそぼろあん

里芋のネバネバ成分で免疫力がつき、風邪などの細菌に感染しにくくなるでしょう。また鶏肉はお肉の中でもカロリーが控えめで、ひき肉だと消化に負担もかかりにくく、疲れているときのタンパク源にオススメです。

材料［2人分］

●里芋100g（皮付き）
●塩2つまみ
●柚子の皮の千切り適量
（甘夏やレモンの皮でも可）
［そぼろあん］
●鶏ミンチ80g
●酒大さじ1/2
●水50cc
●てんさい糖小さじ1
●醤油小さじ1
●みりん小さじ1
●水溶き片栗粉（片栗粉と水、各小さじ1）

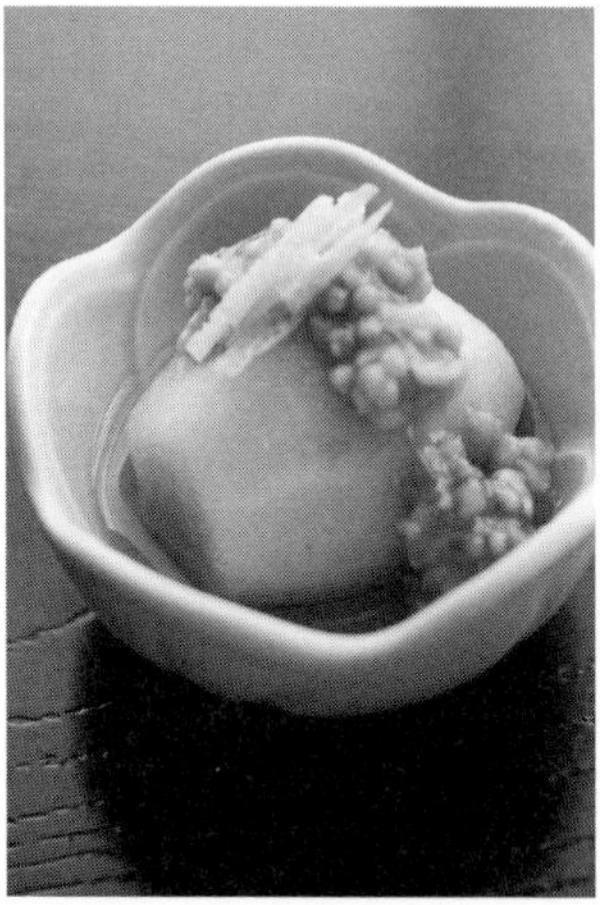

作り方

1：里芋は洗って、両端を切り落とし、皮を厚めにむき、水に10分程度つけておく。
2：里芋と塩を鍋に入れ、水から茹でておく。串をさして、スッと通るようならザルにあげておく。
3：②と同時進行で鍋に、水溶き片栗粉以外の［そぼろあん］の材料を全て入れ、アクをすくいながら煮込む。煮立ったら、②の里芋を静かに入れて、煮汁が半分ぐらいになるまで煮込む。時々里芋の上下の向きをかえる。
4：煮汁が半分まで煮詰まったら、水溶き片栗粉を回しかけ、とろみをつける。火を止めた状態で10分ほどおいて味をなじませ、器に盛る。
5：柚子の皮の千切りをトッピングして出来上がり。

春菊×納豆

春菊の風味がそのまま楽しめる一品です。トッピングにオレンジやレモンの皮を使うと、いつもの納豆ごはんに優美な上品さをプラスしてくれます。

材料［2人分］

●春菊1/2パック（4株ほど）
●市販の納豆2パック（付属のタレや辛子も使用）
●オレンジやレモン皮適量（柚子、グレープフルーツなど）

作り方

1：春菊の葉先の柔らかい部分をちぎって水で洗い、よく水を切っておく。
2：オレンジの皮はよく洗ってごく薄く、表面だけスライスし、極細の千切りにしておく。
3：納豆は付属のタレや辛子を入れてよく混ぜ合わせておく。
4：春菊、納豆、オレンジの皮の千切りをよく混ぜ合わせ、ごはんにかけてお召し上がりください。

※適宜、麺つゆや、醤油などを足してください。

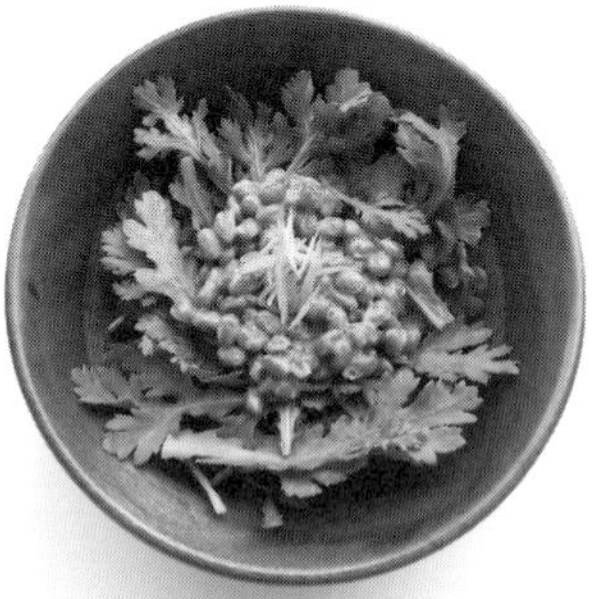

ラディッシュと緑の野菜のリゾット

ラディッシュの葉やサニーレタス、ほうれん草、ソラマメと緑の野菜にラディッシュで華を添えた、キノコのクリームリゾットです。

材料［**2人分**］

●ラディッシュ5～6個
●ソラマメ20粒
●サニーレタス
●塩ふたつまみ
●コショウ適量

［リゾット］
●ごはん2膳分
●牛乳100cc
●新玉ねぎ1/4個
●粉チーズ大さじ1
●塩・コショウ適量
●オリーブオイル大さじ1

作り方

1：ラディッシュの根は縦4等分のくし型にカットする。葉の部分は5㎝の長さに切りそろえておく。耐熱皿に入れ、塩コショウをかけて500Wの電子レンジで1分半加熱する。

2：ソラマメはさやから出して、茹で、薄皮を取り、塩をまぶしておく。

3：新玉ねぎとエリンギはみじん切りにしてお鍋に入れ、オリーブオイルと共に、弱火で2～3分炒める。玉ねぎの色が透き通ってきたら、［リゾット］の他の材料を全て入れ、中火で鍋底が焦げないよう、木べらでかき混ぜながら2～3分煮る。

4：お皿の右半分に食べやすい大きさにちぎったサニーレタスとラディッシュ、ソラマメ、お皿の左半分に②のリゾットを盛る。

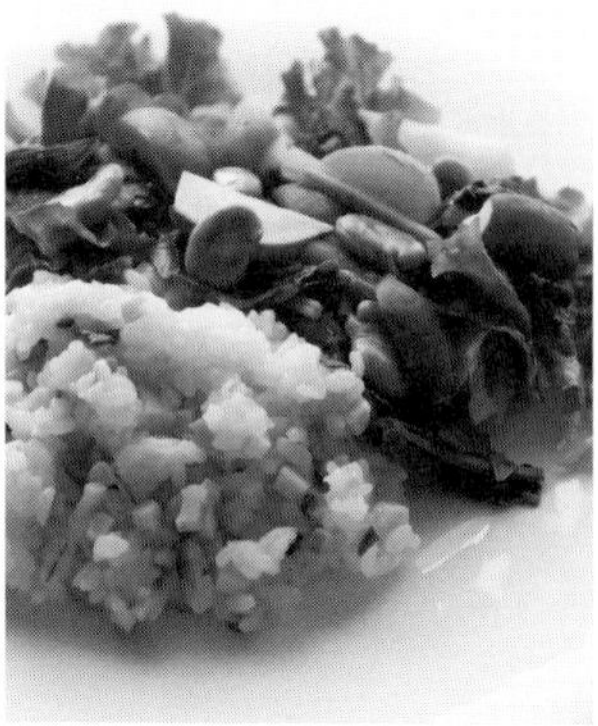

うどとマッシュルームのスープ

うどとマッシュルーム、両方の味が旨みとなるスープです。ベースに玉ねぎ、にんにく、生姜を入れれば、固形ブイヨンの力を借りなくても塩をプラスするだけで、濃厚な味わいになります。

材料［2人分］

●うど50g
●マッシュルーム50g
●玉ねぎ1/8個
●にんにく1カケ
●生姜5g
●塩小さじ1/8
●水100cc
●豆乳100cc
●オクラ1本（飾り用）

作り方

1：うどは皮を剥いて乱切りにし、酢水に5分ほどつけておく。その間に、マッシュルームを縦半分にカットし、玉ねぎ、ニンニク、ショウガはみじん切りにしておく。オクラは軽く板ずりしてから輪切りにする。
2：お鍋にオクラ以外のカットした野菜すべてと塩、水を入れて蓋をし、中火で10分煮込む。
3：②のお鍋の粗熱が取れたら、ミキサーに②を入れてなめらかになるまでかき混ぜる。（沸騰してすぐの状態でミキサーに入れないでください）
4：③を②のお鍋に戻し、豆乳200ccを入れて、沸騰直前まで温め、出来上がり。

※器に入れた後、オクラをトッピングします。

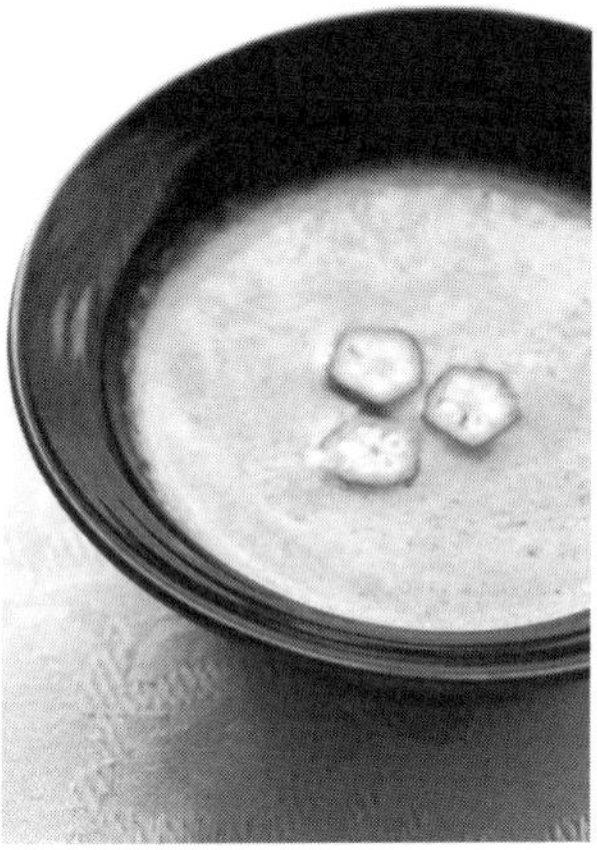

エジプト伝統のモロヘイヤの卵とじスープ

モロヘイヤはネバネバ成分が含まれるので、自然にとろみのあるスープに仕上がり、調理も簡単です。

材料［**2人分**］

●モロヘイヤ1/2束（葉のみで約40ｇ）
●水400cc
●鶏ガラスープのもと（粉末）小さじ2
●卵１個
●塩
●コショウ適量
●オリーブオイル小さじ1/2（ゴマ油でも可）

作り方

１：モロヘイヤはザク切りにしておく。卵を小さなボウルに入れて割りほぐし、塩コショウを混ぜておく。
２：鍋に水と鶏ガラスープのもとを入れ、沸騰後モロヘイヤを入れ、一煮立ちさせる。
３：③②の鍋に１の溶き卵を回しかけ、卵がふんわりと表面に浮き上がってきたら、すぐに火を止める。
４：お皿に盛り、仕上げにオリーブオイルを入れる。

※オリーブオイルをゴマ油にすると中華風スープになります。

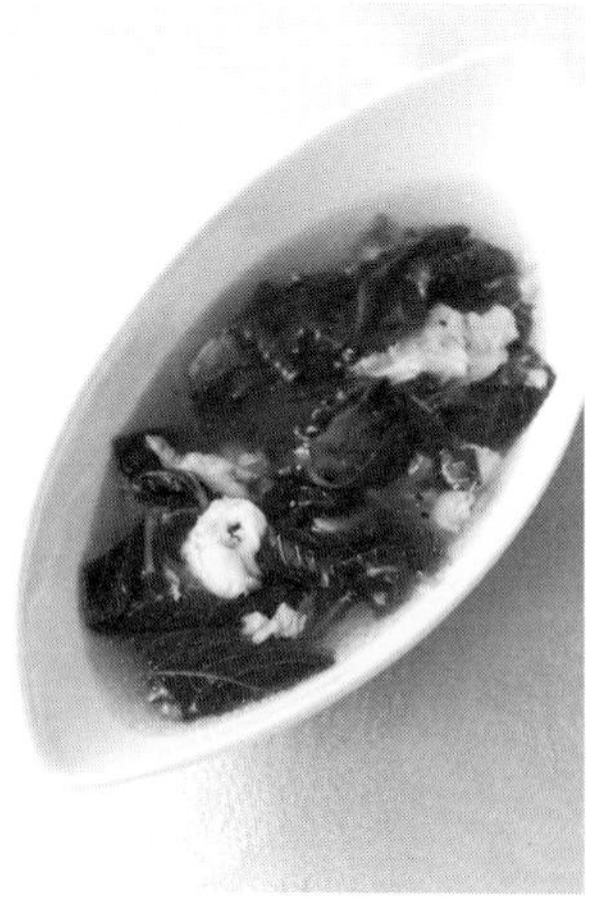

■『健康日本 21（第二次）』分析評価事業、「栄養素等摂取量」厚生労働省
http://www.nibiohn.go.jp/eiken/kenkounippon21/
■平成 29 年度『国民健康・栄養調査』
https://www.mhlw.go.jp/content/10904750/000351576.pdf
■『異なる炊飯器を用いた米飯レジスタントスターチ含量の定量』清水史子他、昭和女子大学、学苑・生活科学起用　No.782，2005
■『Asia Pac J Clin Nutr.』広島大学、2017 年
https://www.ncbi.nlm.nih.gov/pubmed/28429922
■国立健康・栄養研究所
http://www.nibiohn.go.jp/eiken/

《参考文献》

■小泉武夫『江戸の健康食』河出書房新社
■林髞『頭脳―才能をひきだす処方箋』光文社
■江原絢子、石川 尚子、東四柳 祥子『日本食物史』吉川弘文館
■樋口清之『梅干と日本刀』祥伝社新書
■斎藤美奈子『戦下のレシピ』岩波書店
■大越ひろ、品川弘子編『健康と調理のサイエンス―調理科学と健康の接点』学文社
■細川優、鈴木和春編『基礎栄養学』光生館
■船瀬俊介『３日食べなきゃ、７割治る！』ビジネス社
■香川芳子『香川綾の歩んだ道―現代に活きる実践栄養学』女子栄養大学出版部
■飯塚美和子他『最新子どもの食と栄養』学建書院
■鈴木和春他『基礎栄養学』第５版　第一出版
■五十嵐脩他『生化学』光生館
■T・コリン・キャンベル『低炭水化物ダイエットへの警鐘』評言社
■厚生労働省『日本人の食事摂取基準〈2015 年版〉七訂』第一出版
■デイブ・アスプリー『シリコンバレー式 自分を変える最強の食事』ダイヤモンド社
■五十嵐脩他編『丸善食品総合辞典』丸善
■寺尾純二他『改訂　食品機能学』光生館
■二木鋭雄他編『成人病予防食品』シーエムシー出版
■ハーヴィー・ダイヤモンド、マリリン・ダイヤモンド『フィット・フォー・ライフ』グスコー出版
■農林水産省「米をめぐる状況について」平成 27 年
http://www.maff.go.jp/j/seisan/keikaku/soukatu/kome_antei_torihiki/pdf/sankou1_150310.pdf
■農林水産省「米をめぐる参考資料」平成 29 年
http://www.maff.go.jp/j/seisan/kikaku/kome_siryou.html
■平成 29 年我が国の人口動態 - 厚生労働省
http://www.mhlw.go.jp/toukei/list/dl/81-1a2.pdf
■一般社団法人　日本生活習慣病予防協会
http://www.seikatsusyukanbyo.com/calendar/2016/009130.php
■日本食品分析センター
https://www.jfrl.or.jp/
■消費者庁　アレルギー表示に関する情報
https://www.caa.go.jp/policies/policy/food_labeling/food_sanitation/allergy/
■『よくわかる食物アレルギーの基礎知識』環境再生保全機構
https://www.erca.go.jp/common/img/yobou/uploads/kanjazensoku/ap027.pdf
■農林水産省　消費者相談
http://www.maff.go.jp/j/heya/sodan/1609/01.html
■『ルミナコイドとしてのレジスタントスターチの役割』岐阜大学応用生物化学部、早川享志、FFI ジャーナル、VOL.217, No.3, 2012

三輪桃加（みわももか）

食育デザイナー、野菜ソムリエ上級プロ
1972年兵庫県生まれ。自身の体調不良から毎日食べることの大切さを痛感し、大学で食物学（栄養学）を学び、野菜ソムリエ上級プロ（野菜ソムリエの最高峰）の資格を取得。

「真の〝美〟体質」をモットーにダイエットや美容関連（食）の記事を執筆している。

科学的根拠に基づいた健康情報と「何を食べるか」をつなげ、食育デザイナーとして最新の健康にいい食情報を発信するべく、日々健康・食関連の執筆活動を行っている。

ブログ野菜&果物の美養栄養学　https://www.vege-bible.net/

炭水化物なのに太らない！

あなたの身体を美しく変える「冷和ごはん」

2019年8月15日　第一刷発行

著者　三輪桃加
発行人　出口 汪
発行所　株式会社 水王舎
〒160-0023
東京都新宿区西新宿6-15-1 ラ・トゥール新宿511
電話　03-5909-8920

本文印刷　大日本印刷
カバー印刷　歩プロセス
製本　ナショナル製本
イラスト　いとうまりこ
装丁　福田和雄（FUKUDA DESIGN）
編集協力　編集企画CAT
編集総括　瀬戸起彦（水王舎）

落丁、乱丁本はお取り替えいたします。

ISBN978-4-86470-122-8　C2077